故事里的精神心理学丛书

U1019683

走出强迫的迷宫

北京市海淀区心理康复医院　编著

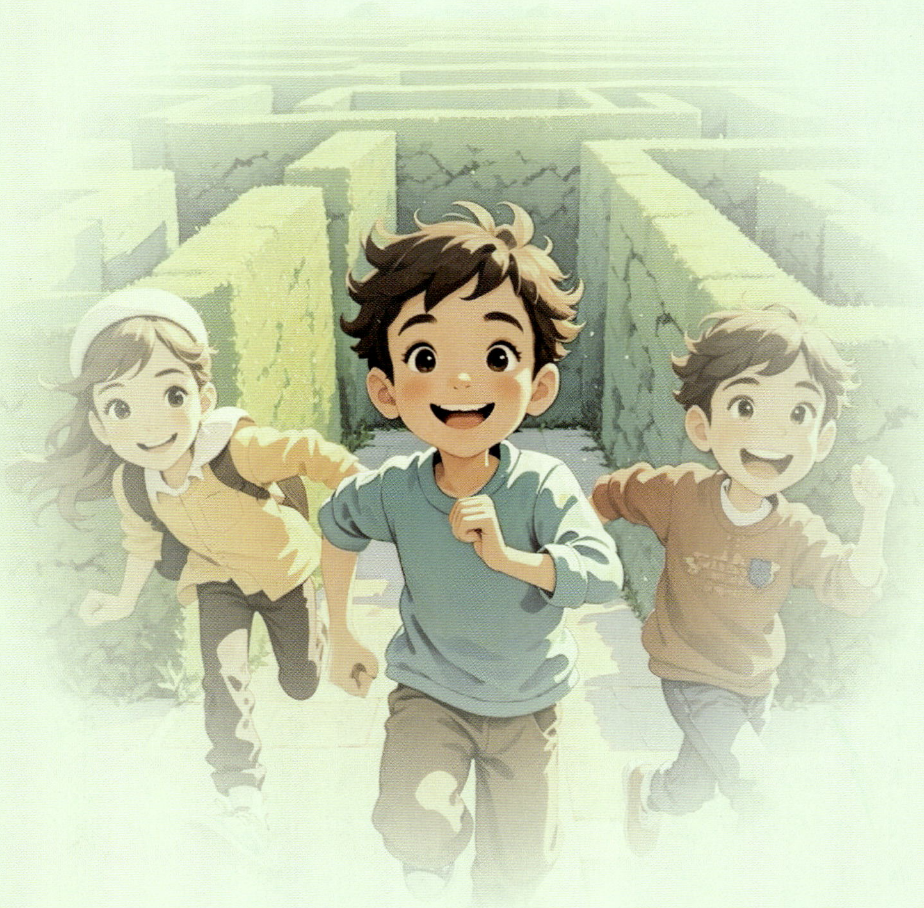

知识产权出版社
全国百佳图书出版单位
—北京—

图书在版编目（CIP）数据

走出强迫的迷宫 / 北京市海淀区心理康复医院编著 . —北京：知识产权出版社，2025. 6.
（故事里的精神心理学丛书）. — ISBN 978-7-5130-9821-2

Ⅰ. R749.990.5

中国国家版本馆 CIP 数据核字第 20252HH904 号

责任编辑： 刘林波
责任校对： 潘凤越
责任印制： 刘译文
封面设计： 智兴设计室 · 索晓青
版式设计： 智兴设计室 · 索晓青
插图提供： 星火映画 · 鄢丽艳　牛志行　孙佳缘
供图说明： 本书插图采用 AI 技术辅助创作

故事里的精神心理学丛书
走出强迫的迷宫
北京市海淀区心理康复医院　编著

出版发行：知识产权出版社有限责任公司		网　　址：http：//www.ipph.cn	
社　　址：北京市海淀区气象路 50 号院		邮　　编：100081	
责编电话：010-82000860 转 8787		责编邮箱：liumuu@qq.com	
发行电话：010-82000860 转 8101/8102		发行传真：010-82000893/82005070/82000270	
印　　刷：天津嘉恒印务有限公司		经　　销：新华书店、各大网上书店及相关专业书店	
开　　本：787mm × 1092mm　1/16		印　　张：5.5	
版　　次：2025 年 6 月第 1 版		印　　次：2025 年 6 月第 1 次印刷	
字　　数：82 千字		定　　价：39.00 元	

ISBN 978-7-5130-9821-2

从书序

儿童青少年时期是孩子身心发育的关键阶段。在这个阶段，孩子们如同蓬勃生长的树苗，快速拔节。生理上，他们体内激素水平发生着剧烈变化，大脑也处于迅猛发育之中，神经元不断建立新的连接，神经环路逐步塑造完善；同时，他们的心理状态也发生着巨变，认知方式逐渐从具象向抽象过渡，自我意识开始觉醒并迅速发展，情感世界日益丰富却又缺乏足够的调节能力；此外，在社交方面，他们开始尝试摆脱对家庭的依赖，试图融入同伴群体中。

这个阶段，无论对孩子还是家庭，都充满了挑战。2024 年联合国儿童基金会发布的青少年心理健康报告中指出，据估算，全球超过 14% 的 10~19 岁儿童青少年患有世界卫生组织定义的精神疾病（约每 7 名儿童青少年中有 1 人），约 4.4% 的 10~14 岁儿童和 5.5% 的 15~19 岁青少年患有焦虑症；约 1.4% 的 10~14 岁儿童和 3.5% 的 15~19 岁青少年患有抑郁症。2021 年首个中国少年儿童精神疾病患病率的流调报告显示，我国儿童青少年整体精神障碍流行率为 17.5%。从精神疾病的首发年龄分析，50% 的精神疾病首次发病于 14 岁之前。

因此，帮助家长和教师理解、辨别以及有效处理孩子的精神心理问题刻不容缓。过往诸多关于儿童青少年心理养育的书籍，往往侧重于心理学知识的传授，虽为家长构建了一定的知识框架，然而，家长在实际生活中，面对孩子复杂多变的情绪与行为时，依旧常常感到迷茫无措。

本丛书独树一帜地精准聚焦于儿童青少年精神疾病的早期识别与筛查。每一个案例都是一扇窗，透过它，家长得以窥视到那些细微却关键的早期信号，帮助家长在疾病初萌之时，采取有效的干预措施。

每册书中精心整理的诊疗案例，从常见的情绪障碍到较为隐匿的发展性问题，涵盖了广泛的精神疾病类型。每个案例不仅深入剖析了疾病的外在表现，更追溯其根源，将晦涩的医学知识转化为通俗易懂的家长指南。通过这些案例，家长能够学会如何从孩子的日常行为、言语交流、情绪变化等方面捕捉到不寻常的蛛丝马迹。

本丛书强调实战性与实用性，为家长提供了有力支持，助力他们成为孩子心灵的最佳守护者。愿每一位翻开此书的家长，都能从中汲取智慧与力量，为孩子的精神苗圃引来春日与暖阳。

王 刚

首都医科大学附属北京安定医院院长

前　言

强迫症的神秘世界

您的孩子是否有这样的情况：不小心踩到了马路上的裂缝，就表现得非常焦躁？或者是不停地洗手，生怕手上留下一点点脏东西？生活中，很多孩子都有着各种各样的担忧和疑虑。其中，有一个叫做“强迫症”的难题，正在影响一些孩子。

在这本书里，我们以美国精神医学学会 2013 年发布的《精神障碍诊断与统计手册（第五版）》（DSM-5）为指南，向大家详细介绍孩子的强迫症及其他与之相关的可能让家长和老师困惑的心理问题。每一个问题，我们都会通过一个故事来解说，帮助大家深入理解。

对于正在面临强迫症挑战的孩子来说，家长和老师的理解和支持非常重要。通过这本书，家长和老师可以更深入地了解强迫症相关的知识，有效地帮助这些孩子。

最后，我们想说，无论遇到什么困难，只要大家团结一心，任何问题都不是问题！

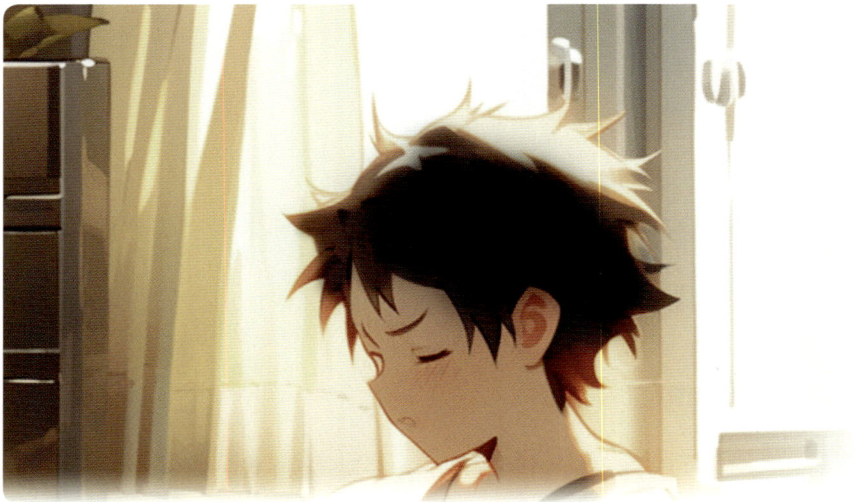

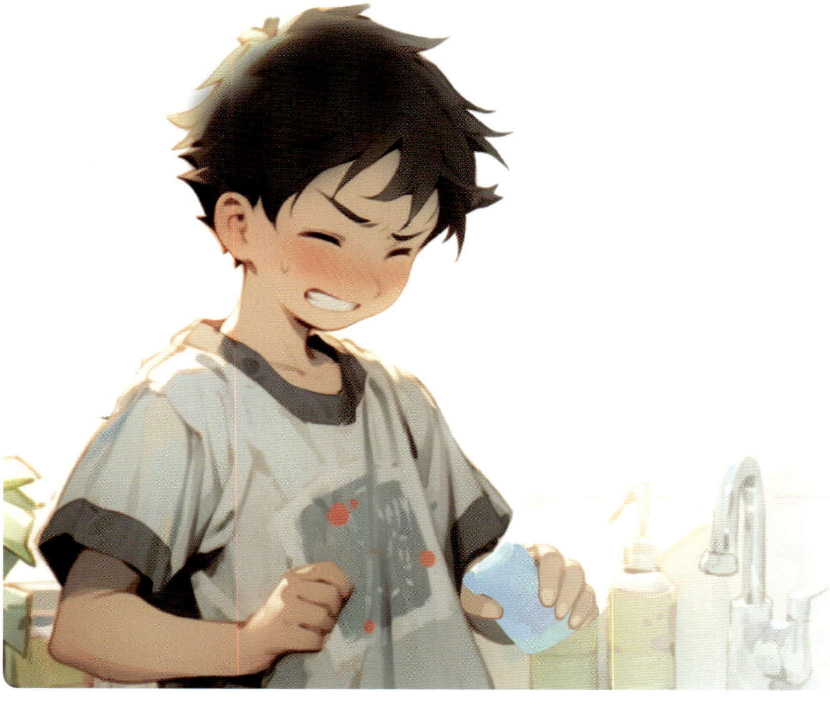

开篇故事

小明与他的不可思议的习惯

小明，一个 12 岁的学生，在家中的沙发上紧张地盯着自己的双手。最近，他的日常习惯发生了一些改变。每次洗手，他都要反复擦洗每一个手指、指缝、指甲缝，直到手部的皮肤开始泛白，有时甚至出现了皮肤破损，也不能停下。洗完手后，他还会用酒精湿巾细致地擦拭手上的每个部位，生怕遗漏了任何一个地方。

除了洗手的固定程序，小明还有其他的习惯，例如，反复检查家中的门锁，总是担心遗漏了自己的学习资料，这些都已经给他的学习和生活带来了很大的困扰。

看到儿子的这些行为，小明的妈妈开始担心，决定带他去医院。经过一系列的评估，医生确诊小明患有强迫症，并建议他进行适当的治疗。

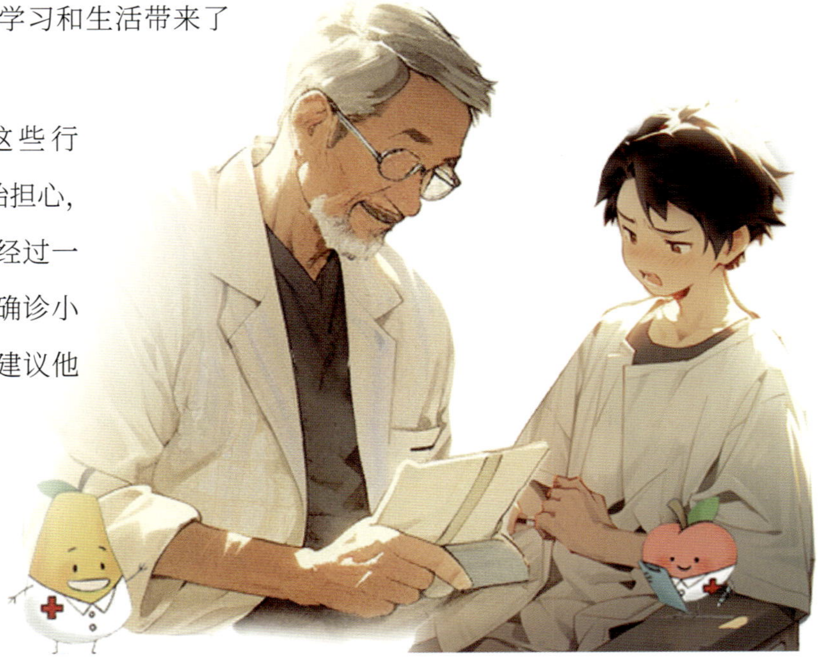

第一部分

初探大脑中的“不速之客”

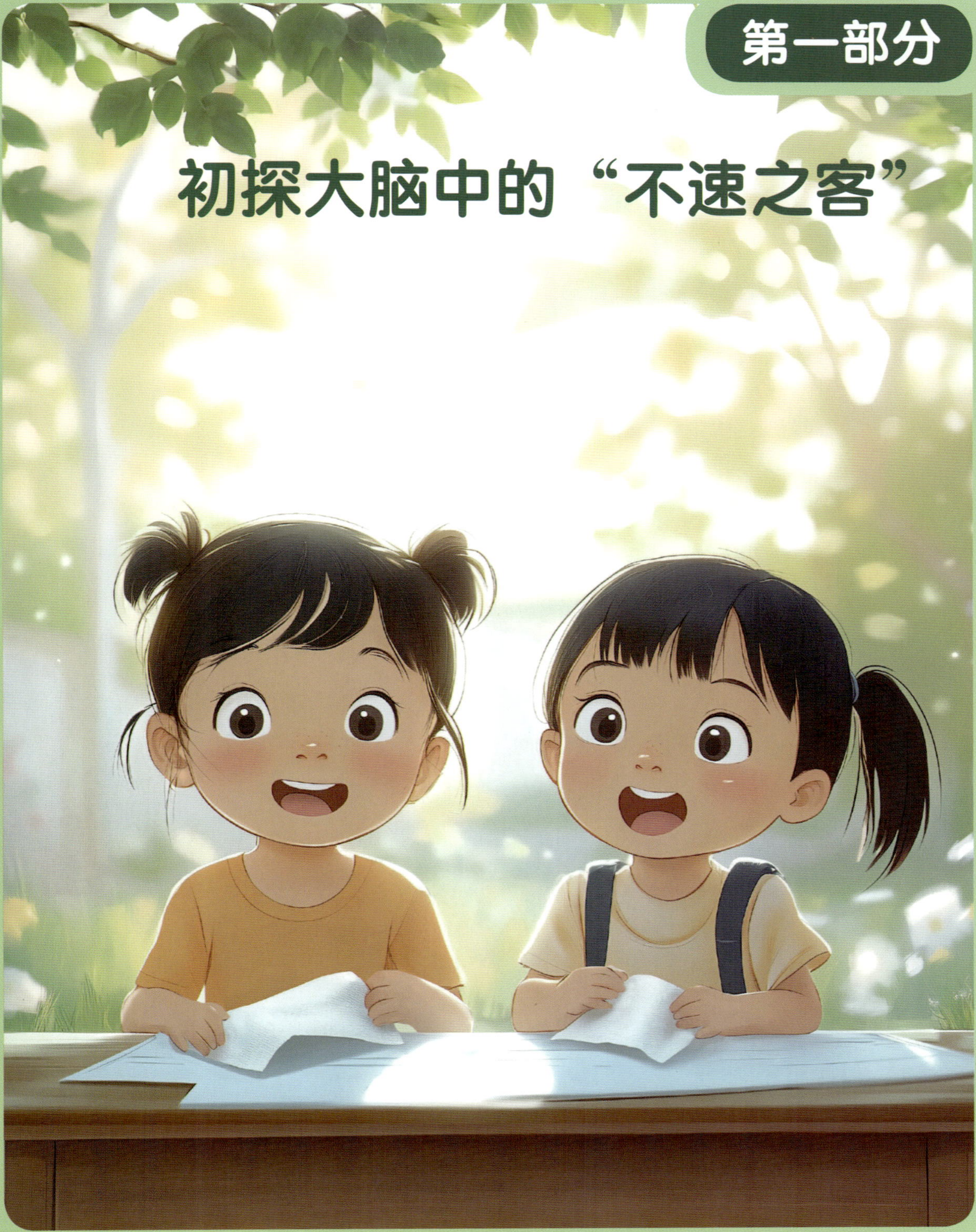

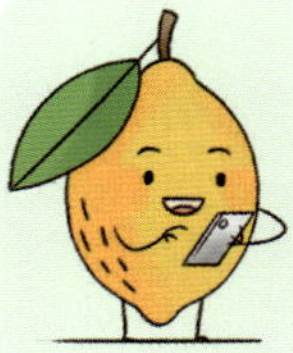

你是否有过这样的经历：不由自主地反复回忆一首歌的歌词，即使你并不喜欢这首歌？这就是大脑偶尔的“小小恶作剧”。但是，像小明这样的孩子，他们的大脑玩起了更大的“恶作剧”，让他们不断地重复某个行为或者思考某个想法。这就是我们要谈论的——强迫症（obsessive-compulsive disorder，OCD）。

想象一下，大脑像一个巨大的城市，每天都有各种“想法车辆”在路上行驶。大部分车辆都行驶得很平稳，但强迫症就像是那种总想重复走同一条路的“迷路车辆”。它们不断绕圈，让人感到不安，却找不到方式来“疏通交通”。

正因如此，有时，小明担心他的父母开车时会出事故，他就会反复开关灯五次，即使这两件事看起来并没有逻辑关联，但他会想：“如果我这么做，我爸妈就会安全回家。”这种看似无稽的思考，医生称为“魔法思维”。

在五岁这个小小的年纪，有些孩子已经和强迫症打了个照面。他们还小，可能并不懂得自己的念头是多么的夸张或不真实。他们就像在玩捉迷藏，在学校时可能巧妙地把这些“魔法思维”藏了起来，等回到了家，才让它们一个个地冒出来。回到家中的安全环境，他们可能会不停地洗手，或者坚持要走特定的步数，或者反复检查他们的玩具是否放在“正确”的位置上。

还有一些情况真的很像大脑中的“战争”。当某些细菌，例如链球菌（它会让你的喉咙感到刺痛）进攻时，身体的“兵团”——免疫系统——就会出动。但有时，这些“士兵”可能会误伤到大脑。这就是我们提到的PANDAS（儿童链球菌感染相关性自身免疫性神经精神障碍），是一种复杂的医学情况，是身体的“兵团”过度反应，误伤大脑，导致儿童出现强迫症症状和其他一些行为上的变化。

强迫症的症状

患有强迫症的孩子通常会有强迫思维和强迫行为。他们使用强迫行为来控制强迫思维引起的焦虑。

常见的强迫思维包括：

- 害怕自己被污染（污染源通常包括细菌、废物、呕吐物、化学物质等）；
- 要求一切都是均匀或对称的；
- 极度担心安全，例如认为房子会着火或父母会受伤；
- 害怕自己会做出暴力或可怕的事情。

常见的强迫行为包括：

- 反复洗手；
- 反复锁门和重新锁门一定次数；
- 将物品排列整齐，或是对称地触摸身体的某些部位，例如同时挠两只耳朵；
- 反复计数，或在脑海中重复某些事情；
- 反复要求父母保证不会发生什么坏事。

强迫行为可能是隐藏在脑海中的意向而不是可见的行为，因此很难察觉。例如，一个孩子的强迫行为可能是在脑海中反复从 1 数到 20。

强迫症对儿童和青少年的危害

强迫症并非只意味着一些简单的行为，它还可能导致儿童和青少年的学业、社交和自尊心受到损害，甚至影响家庭关系和身体健康。我们以小明为例，来理解这些强迫症的危害。

小明有时会因为强迫性的行为错过学校的课。在一个晴朗的早晨，他可能会因为担心家门没有锁好，多次反复检查，导致上学迟到（学业受挫）。在校园里，他总是远离人群，担心其他同学看到他频繁洗手的习惯并取笑他，这让小明的心中充满了孤独和不被理解的感觉（社交受到阻碍）。每当他看到其他孩子无忧无虑地玩耍，小明会情不自禁地怀疑自己的价值（自尊心受损）。在家里，因为他的异常行为，家人之间经常充斥着紧张和不安的气氛，常常争吵(家庭关系紧张)。但这还不是全部，小明因为过度洗手导致皮肤干燥、破裂，甚至出现其他皮肤问题。而且，长时间的焦虑还对他的心脏、胃肠道和其他生理机能造成了压力（身体健康受影响）。此外，持续的强迫症状导致他出现了抑郁和惊恐发作（发展出其他心理问题）。

家长和老师们，如果你发现你的孩子或学生突然出现不同寻常的行为，不要立刻给他们贴上“任性”或“叛逆”的标签。也许他们正遭受这种障碍的困扰。此时，他们最需要的是你们的理解、支持和及时的医疗干预。

如何诊断及治疗强迫症

被诊断为强迫症的孩子，必须具有强迫思维、强迫行为，或是两者兼有，而且它们必须达到了妨碍孩子的正常生活的程度。症状的具体严重程度可以使用 CY-BOCS（儿童版耶鲁 – 布朗强迫量表）进行测量。

最有效的强迫症治疗方法是一种被称为“暴露反应预防”（ERP）的认知行为疗法（CBT）。在这种疗法中，治疗师将孩子暴露在通常会触发其强迫症的少量事物上。这样，孩子可以在安全的环境下练习处理自己的焦虑，治疗师会帮助孩子避免使用他们的强迫行为。随着时间的推移，孩子会感到不那么焦虑，他们不再需要强迫行为。治疗师还可以训练孩子的家人在家里帮助孩子做这个练习。

更严重的强迫症病例通常会采用认知行为疗法和药物的组合治疗。强迫症属于强度比较大的焦虑症，对于焦虑症来说，最有效的药物是选择性 5– 羟色胺再摄取抑制剂（SSRI）。药物可以减少孩子的焦虑，并帮助孩子获得更好的治疗效果。一旦孩子在治疗中学会了应对强迫症的技能，他们可以减少服药量或完全停药。

患有强迫症的孩子通常需要在治疗后的几年内定期到治疗师那里接受随访服务，以评估、更新控制焦虑的技能。

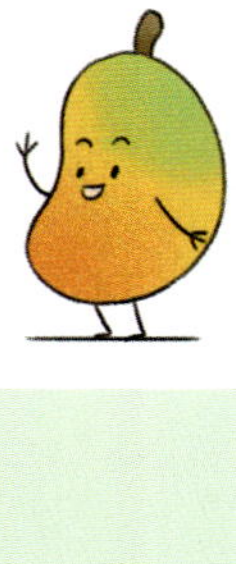

第二部分

“不速之客”细节揭秘

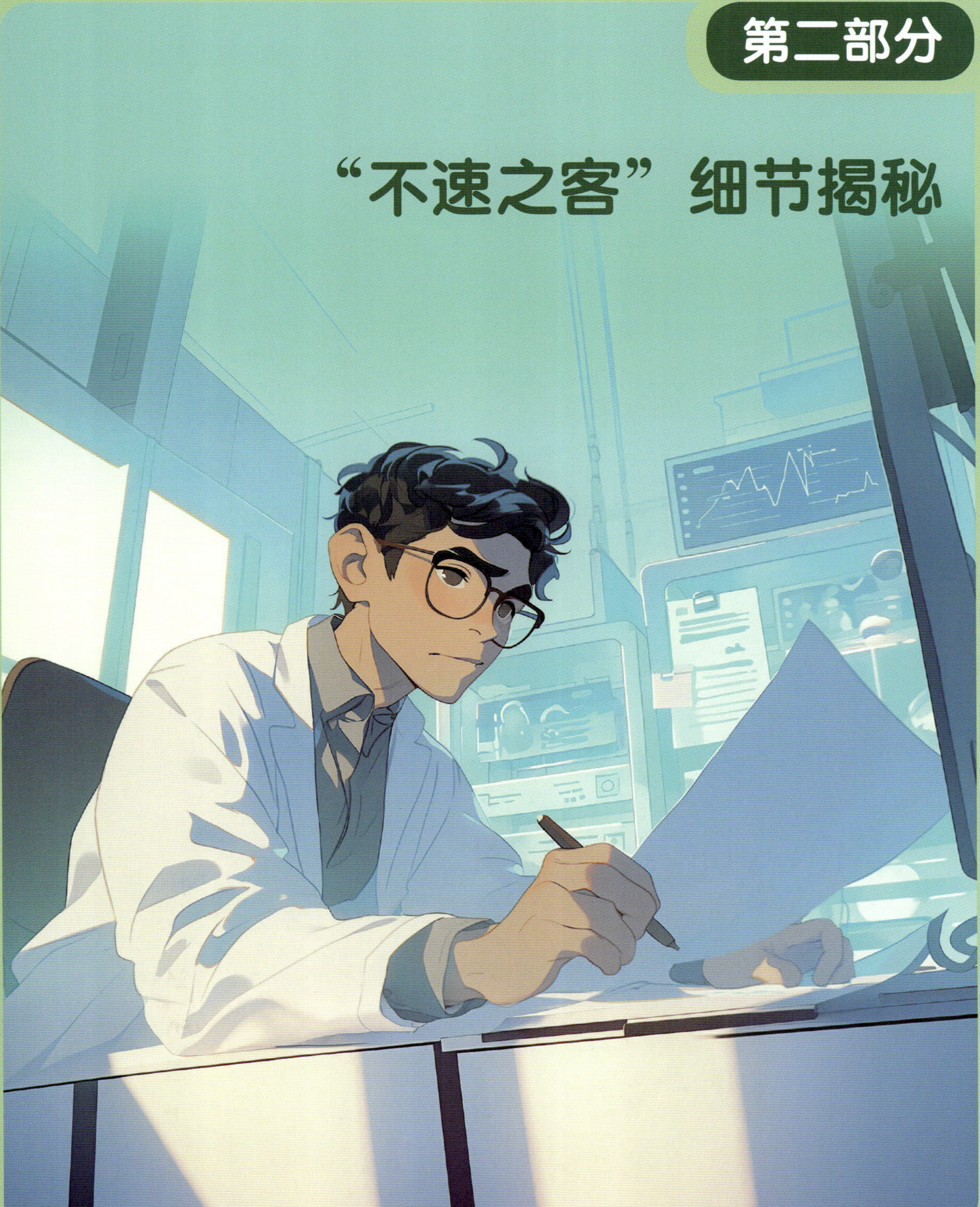

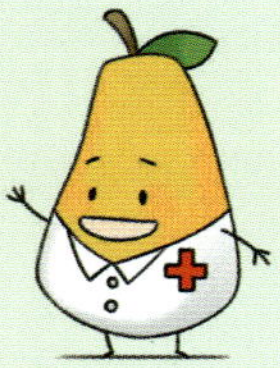

强迫症患者会有入侵性的想法和担忧，这使他们极度焦虑，并强迫自己执行某些行为仪式以消退这些焦虑。本章解释了与儿童强迫症相关的令人困惑的行为以及有效的治疗方法，来帮助患有强迫症的儿童。

患有强迫症的儿童要么烦恼于强迫思维，要么受困于强迫行为，要么两者都有。强迫思维是指无意识的、入侵性的思想、图像或冲动，会使孩子感到不安和焦虑。强迫行为是指孩子为了消除焦虑而被迫做出的行为。

为了理解强迫症的运作方式，可以想象一下，夏天的夜晚，你被蚊子咬了一口，皮肤上鼓起了又疼又痒的小红包，于是你会挠一挠痒。当你挠痒时感觉很舒服，但是一旦停止挠痒，这种痒感就会变得百爪挠心般糟糕。这就是强迫症的运作方式。当强迫症患者感到焦虑时，他会做一些事情来暂时缓解焦虑，但是这种行为会让情况变得更糟。

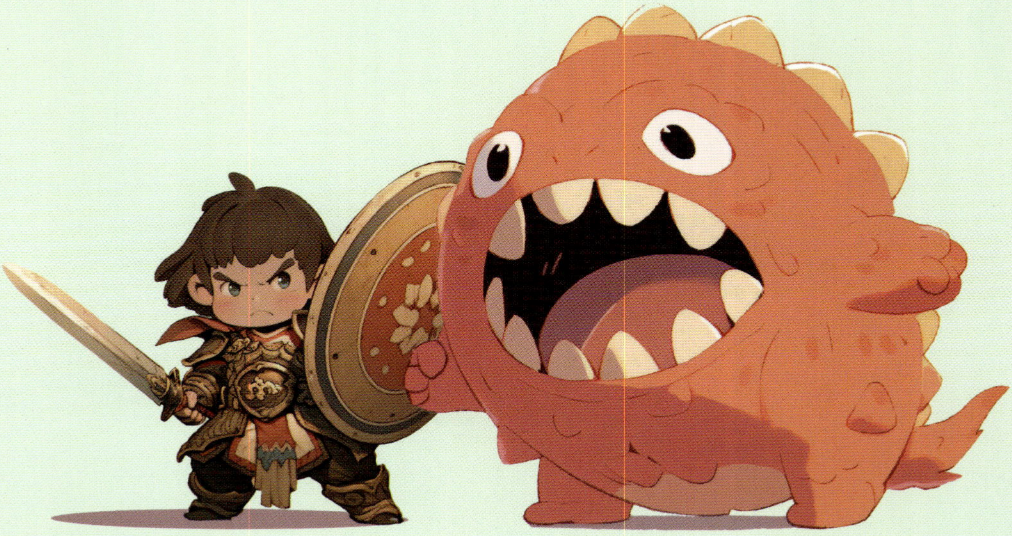

强迫症的多重面貌——从担忧到行动

探索强迫思维

儿童强迫症是一种复杂而多样化的心理障碍，在不同孩子身上呈现出令人吃惊的多重表现。从担忧（强迫思维导致担忧）到行动（强迫行为缓解担忧），每一个症状都揭示了孩子内心深处的秘密世界。通过以下几个案例，我们将聚焦在强迫思维的多样性，深入了解儿童强迫症背后的心理世界。

案例故事

对“污染”的担忧

在学校里，小璐的心情很难放松下来。每当有同学在她身边打喷嚏或咳嗽，她就会迅速掏出酒精湿巾，细致地擦拭自己的双手、桌面，甚至连鞋子都不放过。这一连串动作，对她来说，早已成为一种仪式，一种驱散“污染”的仪式。

需要去医院时，她会全副武装，带上厚厚的手套和专用面罩。而回到家，她会开始一场彻底的“净化”，从身体到衣物，无一不消毒。食品的保质期更是她关注的焦点，她会反复检查每一个食品标签，以确保一切食品都是新鲜的，总是害怕自己或家人会因为一些疏忽而生病。

这种对“污染”的强烈担忧，有时被称为“洁癖”。对小璐这样的孩子来说，他们害怕周围环境中的微小“污染”，过度地警惕任何可能的危险，希望通过这些仪式般的动作来保护自己和家人。在儿童中，这种现象是一种普遍的强迫症表现。

案例故事

魔法思维

小华走在回家的路上，他总是刻意避开路上的井盖。每当他的脚尖擦过井盖的边缘时，他的心跳都会加速，生怕自己真的踩上去，因为在他的内心深处，有一个信念：如果他踩到井盖，妈妈的背就会受伤。

同样地，在他家的公寓楼里，每当他走上楼梯，他都小心翼翼地避开第四个台阶，因为“四”与“死”在发音上相似，他不希望给家人带来不幸。

很多孩子，跟小华一样，都受到这种魔法思维的影响。他们认为自己的一些小动作或习惯，可能会对亲人产生某种不好的影响。这种深深的信念，通常源于家庭或文化中的迷信。有些孩子会担心他们的一个简单的行动（如踩到特定的物体或地方）会导致亲人受伤或生病；还有些孩子对触犯神明或亵渎神灵感到焦虑，害怕这种“冒犯”会给家人带来不幸。

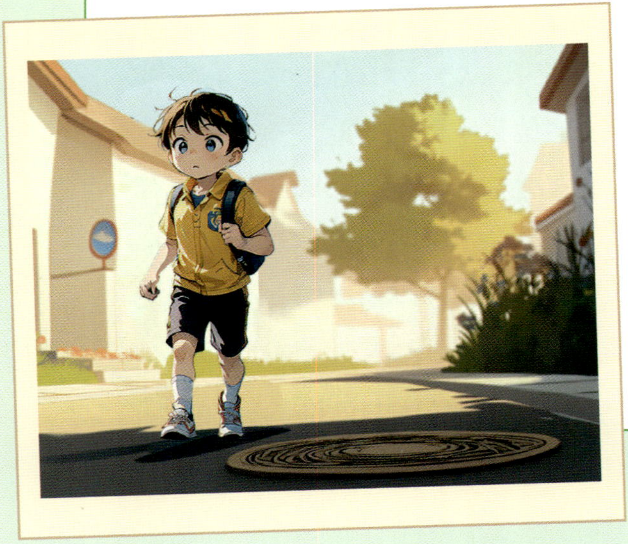

这种深入骨髓的信念和恐惧，虽然看似稚嫩天真和荒诞离奇，但它真实地反映了孩子内心经历的煎熬。

案例故事

攻击性担忧

在课堂上，小明拿起一支尖尖的铅笔，准备在纸上继续他的涂鸦。突然，他的心跳加速，手中的铅笔似乎变得沉重无比。他不明白为什么，脑海里却冒出了一连串不请自来的、令人震惊的念头：“如果我用这支铅笔划伤了朋友怎么办？如果刺伤了他们怎么办？”甚至“如果我杀了他们怎么办？”

他看了看四周，同桌的小红正在认真地写作业，阳光打在她的脸上，她显得那么天真无邪。小明紧紧握住了铅笔，心想：“我为什么会有这样的念头？”他开始害怕自己，害怕这些不受控制的想法。他放下铅笔，远离它，生怕这仅仅是个开始。

许多孩子跟小明一样，有时会被这样突如其来的、与其本意格格不入的想法所困扰。他们害怕靠近尖锐的物体，生怕自己会因为那瞬间的冲动伤害到亲近的人。但事实上，这些孩子的内心深处，对这种念头深感恐惧和罪恶。这些突发的、负面的念头是他们无法控制的，但它们并不代表孩子真正的意愿和本性。

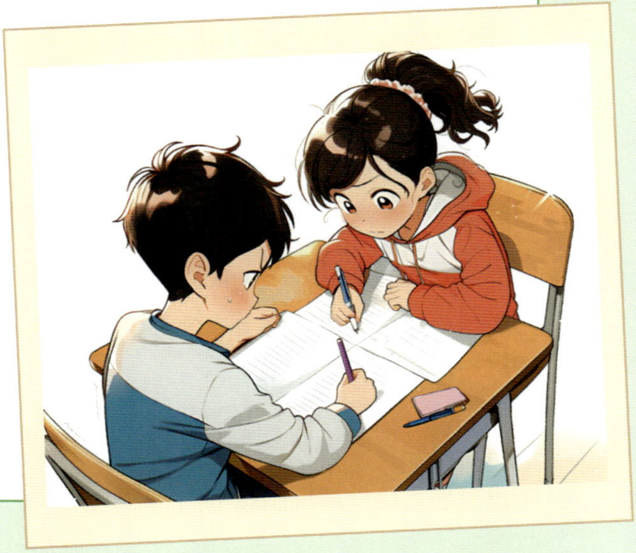

案例故事

“恰如其分，刚刚好”

儿童房里，轩轩正沉浸在他自己的小小世界里。在一排彩色的玩具汽车前，他反复调整每一辆汽车的位置，以便它们与旁边的汽车保持完美的距离。

他的眼神专注而紧张，那股来自心底的压力推动他不断地微调。对小明来说，这不仅仅是一场游戏，更是一个追求“恰到好处”状态的仪式。虽然在外人看来，这些汽车的排列或许并没有太大意义，但他内心的焦虑驱使他不得不这样做。

这一现象在精神心理学上是一种常见的强迫症症状，其特点是被迫反复进行某种看似无意义的行为，以求减轻一种不可名状的内心紧张和焦虑。尽管孩子可能意识到这种行为是非理性的，但他们往往难以抗拒内心深处的驱使。

探索强迫行为

强迫行为有多种多样的形式，既表现在孩子们的外在行动中，也表现在他们内心的纷乱世界中。有些孩子可能会表现出整理物品、反复洗手等行为，也有一些孩子会陷入不断数数的思维漩涡中。在某些情况下，强迫行为体现为一种回避，例如有的孩子会故意回避刀具（哪怕只是轻薄的塑料刀），因为他们担心可能会伤害他人。相较于强迫思维，强迫行为更容易被父母察觉，可以更加直接地展现出孩子的内心世界。

强迫行为，犹如一面多棱镜，将孩子的内心世界映射成多重画面。从实际行动中，我们得以窥探他们深埋的焦虑与渴望。通过以下几个常见的强迫症类型，我们将透过这些画面，深入了解孩子内心的碎片世界。

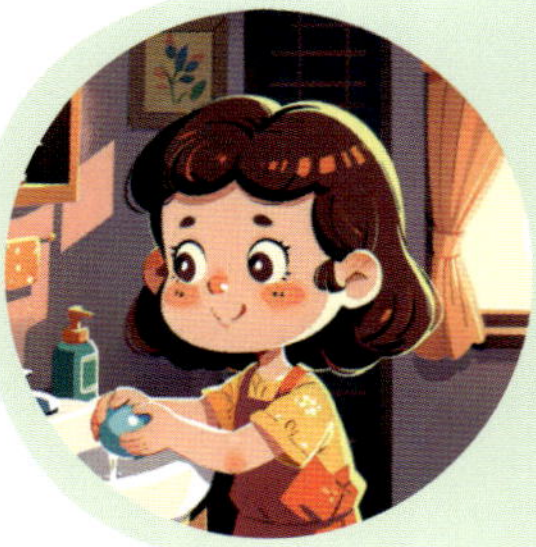

清洁强迫

小雨的手因过度清洗，变得红肿，她每次洗手时，都仿佛在赶走不安。水龙头成为她与不安抗衡的“舞台”，每一次的洗手都像是一场排除恐惧的仪式。

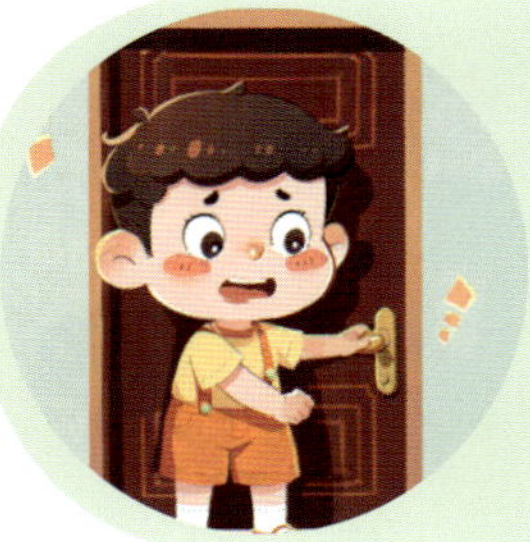

检查强迫

小明离开家时，总是怀疑门是否锁好。即使他已经检查了多次，忧虑的声音还是在脑中回响。这个看似简单的动作背后，是他试图在重复中找到安全感。

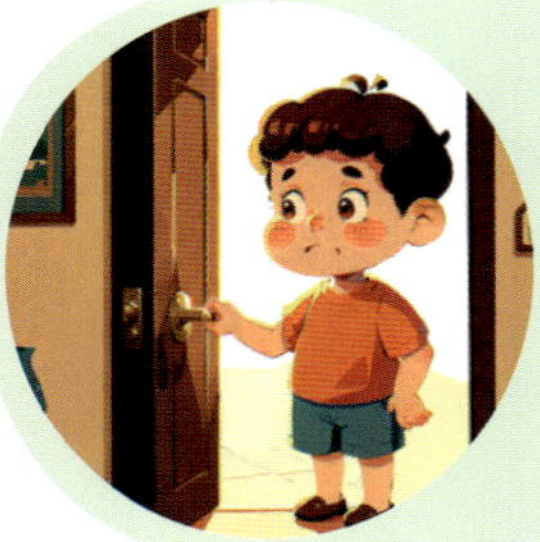

重复仪式

家里的门被关上、打开、再关上、再打开……如同一场无声的舞蹈。小杰的脸上写满了无奈，却又必须不断“演出”。每次重复开关家门都是他逃避焦虑的方式，是他试图寻找宁静的探索。

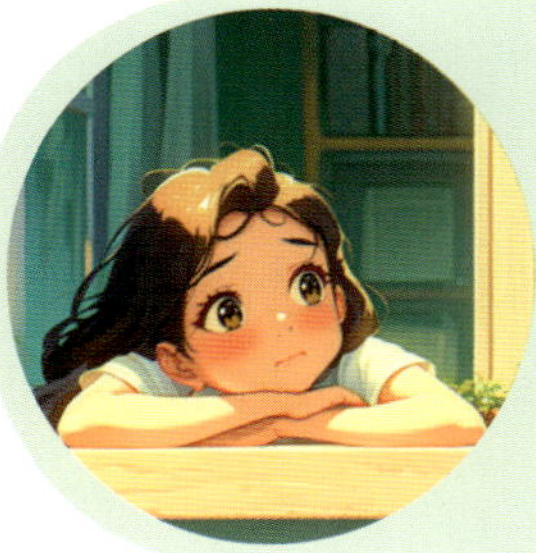

计数强迫

小芳的嘴里轻轻数着窗户的格子，脸上有着近乎虔诚的表情。她相信这个数字能让她的家人平安，也能让自己从烦恼中解脱。

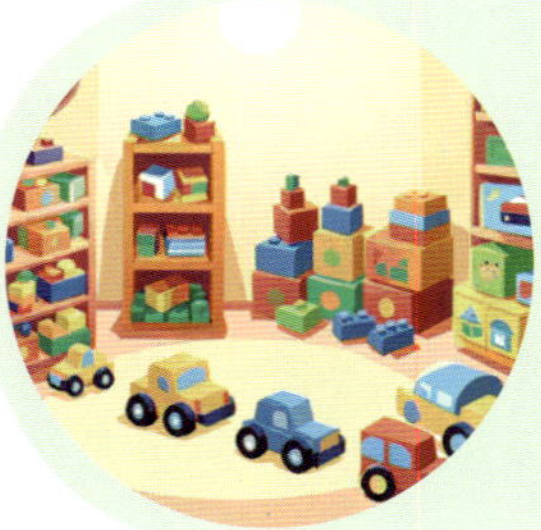

排列强迫

固定有序的玩具世界是果果的心灵庇护所。车子、娃娃、积木，每个物品都有不可改变的位置，如同用舒适的布局包裹她内心的不安全感。

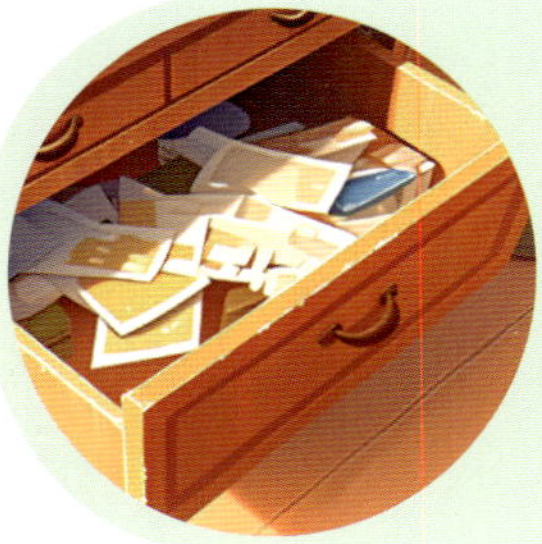

囤积强迫

小华的抽屉里堆满了各种各样的门票，每一张都有独特的意义。他不愿舍弃，因为那是他情感的延伸，是对过去的守护。

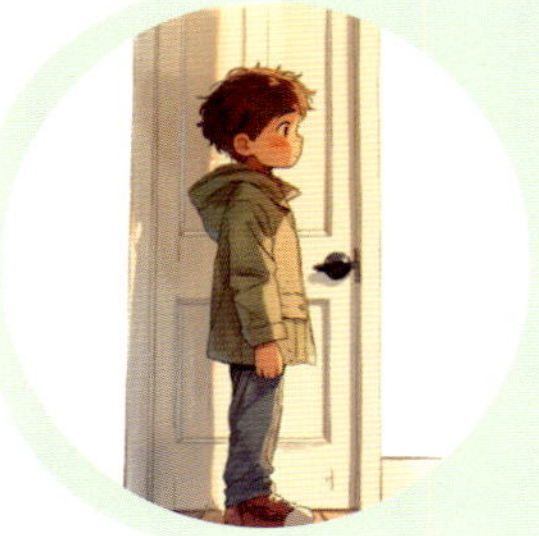

迷信行为

小松总是在家门前按响三次门铃，然后微笑着进屋。他坚信，这个“仪式”能够抵御不好的事情，是一种微小的抗拒命运的力量。

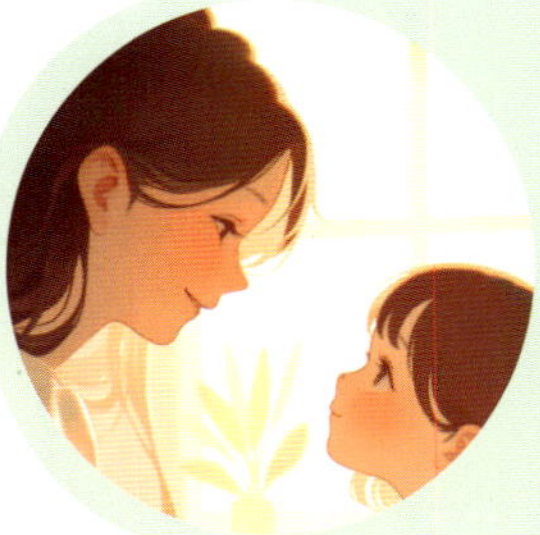

涉及他人的强迫行为

小娟总是反复询问妈妈今天的用餐是否按照固定的步骤进行。每次确认都是一种寻求心灵安抚的方式，是一份对母爱的渴望。

这些强迫行为虽然呈现出不同的特征，却都在诉说着孩子内心的焦虑故事。了解这些行为的多样性，将有助于我们更全面地理解儿童强迫症，并为他们提供恰当的支持和帮助。

警惕孩子身上的早期强迫症信号

强迫症通常在儿童 6 岁至 9 岁首次显现，有时候，这种心理障碍可能早在儿童 5 岁左右就开始出现。年幼的孩子对强迫症的感知与青少年和成年人有所不同，不同年龄段的孩子对这一障碍的感受和应对方式也因此有所差异。

中午，小明打开了他的饭盒，准备享用午餐。突然，他的好友叫住了他，两人开心地交谈起来。在欢声笑语中，小明完全忘记了已经打开的饭盒。

当他再次回过神来，转过头看向饭盒时，他突然担心：会不会有细菌从周围的同学那里飘到他的食物上？尽管大部分孩子可能不会对这一情景产生过多的担忧，但小明的内心却被焦虑深深侵蚀。每一口饭和菜都有可能有细菌，这成为他心中不安的源头。

在他的脑海中，快速地闪现出老师曾讲过的关于细菌和病毒的知识。在他的想象中，细菌像一个可怕的怪物，隐秘地、肆意地在他的食物中游走。每次有同学走过，每次有微风吹拂，都好像在提醒他食物中可能潜伏着“敌人”。

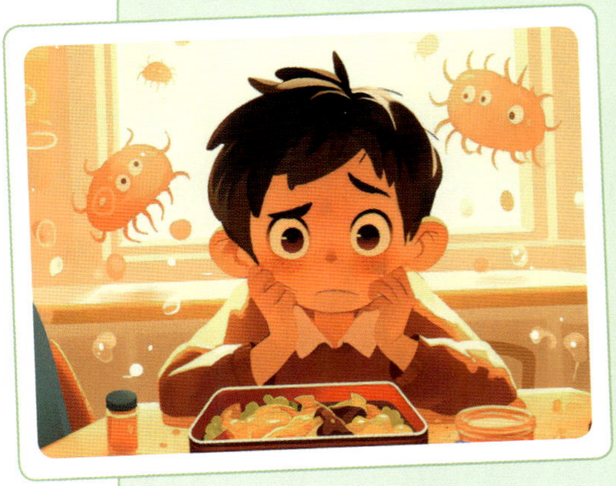

小明心跳加速，双手紧紧抓住了饭盒，眼里充满了真实与恐惧的泪水。尽管只是一顿午餐，但对他来说，这已经不再是单纯的食物，而是一个充满威胁的战场。他害怕，害怕那些看不见的“敌人”会伤害到他，导致他生病。

症状演变

随着孩子的成长，特别是到 9 岁至 12 岁这一时期，强迫症的症状可能会转向更为迷信的方向。这种心理表现被称为“魔法思维”。例如，孩子可能会坚信：“只要我按照特定的顺序触摸每一本书，家人就不会受到任何伤害。”

影响日常生活的严重行为

患有强迫症的孩子通常会反复做出某些固定的行为以缓解内心的焦虑。这种刻板和强制性的行为不仅严重干扰了他们的日常功能，如学习和休闲活动，还可能对他们的社交互动产生负面影响。这些孩子可能因为执行各种复杂和消耗时间的仪式而错过与家人和朋友相处的宝贵时光，甚至可能引发其他人的误解和疏远。

早期信号

家长应当特别留意以下几种可能出现的早期信号。

- **仪式性行为**：如频繁洗手、反复锁门或按特定顺序触摸物品；
- **夸张的恐惧**：对污染、家人受伤或自我伤害有过度或夸张的恐惧；
- **魔法思维**：例如“如果我触摸房间里的所有东西，妈妈就不会遇上车祸”；
- **过度求证**：反复寻求对未来的保证，即使这样做并不能真正缓解他们的焦虑；
- **特定的触发词或声音**：对某些词语或声音感到不耐烦或不适；
- **不安的忏悔**：反复忏悔，以安抚某种“坏念头”引发的内疚，这些念头可能与外貌、性或暴力有关。

强迫症是一种严重的心理障碍，对孩子的生活质量有重大影响。家长和教育工作者需要密切注意孩子的行为和心理变化，以便尽早诊断和治疗。只有充分了解和识别这些早期信号，我们才能更有效地帮助患有强迫症的孩子。

与“心灵霸凌者”的对决

想象这样的画面：一个晴朗的上午，孩子们在学校的操场上嬉戏。突然，一个“校园霸凌者”出现，威胁一个害羞的孩子，勒索他的零花钱。第一次，孩子出于害怕而屈服，期望这样的忍让能换来以后的安宁，然而第二天，霸凌者又来了，甚至要求得更多。

强迫症就是孩子的头脑里潜伏的一名小小的“心灵霸凌者”。这个隐形的“心灵霸凌者”拥有一种狡猾的特质，就像是在学校走廊里的那个让人烦躁的小淘气。它会用一种难以察觉的方式，向孩子灌输一些他们不希望有的怪异想法，甚至诱使他们做出一系列看似离奇的行为。

例如，一个非常普通的傍晚，当其他孩子忙着玩耍或做作业时，患有强迫症的孩子可能正在头脑中反复从 1 数到 100，像是被绑架进一个无尽的数字迷宫。这些现象往往微妙到父母和照顾者察觉不到，或者将其误以为是一种“孩子气”的行为，而非强迫症的明确迹象。

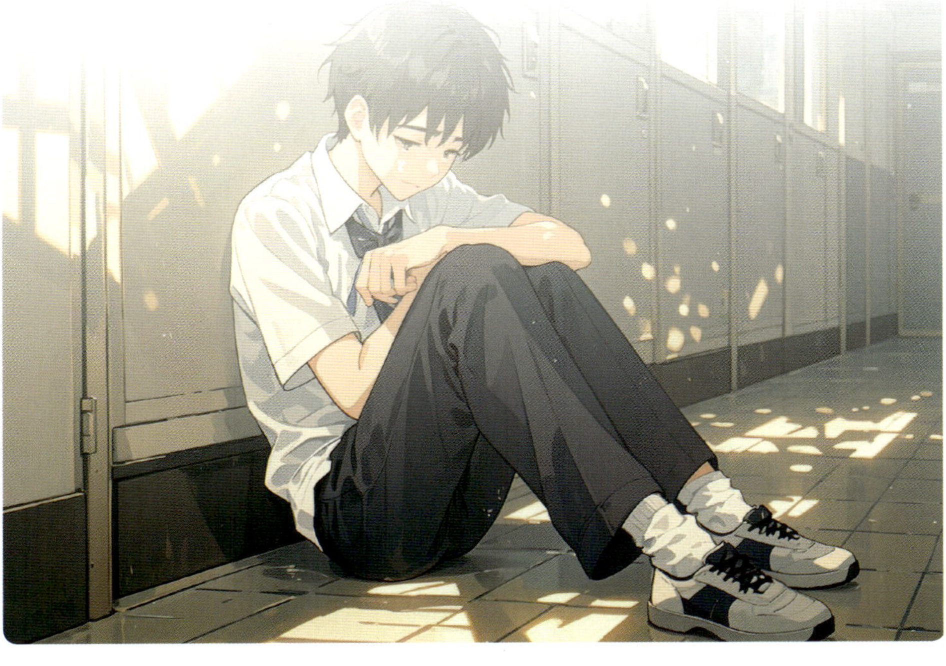

随着孩子日渐成长，他们或许意识到自己沉浸在无意义的恐惧和令人费解的动作中。这时，他们可能会尝试用更多的力量去掩饰自己的强迫症症状，以防止家人、老师，甚至是朋友们察觉，害怕被人们嘲笑或误解。想象一下，在学校的教室和操场上，他们神经紧绷地控制自己，一回到家便因为积压如山的压力而爆发。

这个难以捉摸的“心灵霸凌者”有时会被误诊为其他心理障碍。当强迫症的症状干扰了孩子的注意力时，老师可能会观察到他们总是在分心，误以为是注意力缺陷多动障碍（ADHD）的症状。同样，因为强迫症和焦虑症的症状有重叠之处，也有可能被误认为是纯粹的焦虑症。不幸的是，如果得不到适当的治疗和关注，这些孩子有更高的风险进一步发展成抑郁症。

然而，一旦我们认清了这个潜在的“心灵霸凌者”，也就有了有效的方法和策略来对抗它。不仅可以压制它的吵闹行为，还能让孩子的大脑重新找到宁静，让他们的生活重归平静和快乐。从认知行为疗法，到强化认知行为疗法，再到药物治疗，有一系列的专业手段可以用于对付这个狡猾的“心灵霸凌者”，帮助孩子恢复应有的幸福生活。

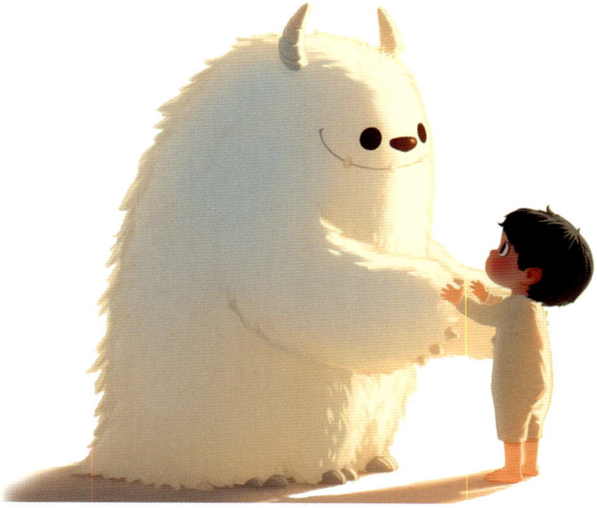

儿童强迫症的认知行为疗法

认知行为疗法（CBT）的治疗目的是启发孩子认识到强迫症的模式，将其比喻为他们熟悉的对象，如“校园霸凌者”。孩子面对一名校园霸凌者的情境，就像面对强迫症这个隐形但同样让人恐惧的“心灵霸凌者”一样。治疗的第一步就是让孩子以他们能理解的方式来明白这一点。如同屈服于霸凌者一样，屈服于强迫症的命令只会让情况变得更糟。医生可能会用这种方式来解释强迫症的原理，以便更好地启动治疗进程。

治疗的核心是一种特殊的认知行为疗法，被称为“暴露反应预防”（ERP），它是一个循序渐进、让孩子在安全环境下面对恐惧的方法。在此方法中，治疗师会陪在孩子的身边，提供专业的指导与支持，让他们感到安全，逐步面对那些引发焦虑的刺激，以学会应对焦虑，直到其自然减退。

以害怕污染为例，孩子和治疗师会合作制定一个“恐惧层次图”。他们会一起列出各种可能引发恐惧的情境，并将其从 0 到 10 进行评分。其后，他们将从“安全性”最高的任务开始，例如先触摸一条干净的毛巾，再逐渐面对更高级别的恐惧源，如触摸从垃圾桶里拿出来的东西。

因为强迫症的症状经常出现在日常场景中，如家中或餐馆，因此治疗应当灵活安排，根据需要转移到实际环境。专家不仅会在现实场景中提供 ERP 治疗，还会培训家长在日常生活中持续实施和巩固相关技巧。

通常情况下，对于轻度到中度的强迫症患者，每周进行一次治疗，连续 12—15 周，足以让孩子重获“自由”，摆脱这个“心灵霸凌者”的束缚。

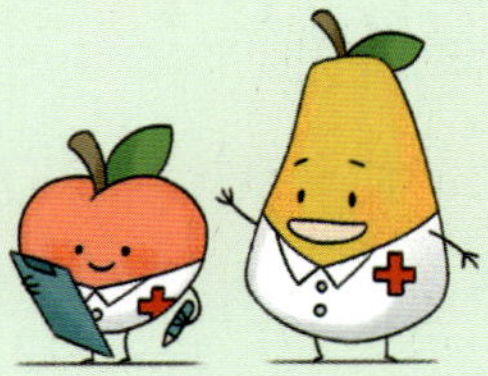

小贴士

“洁癖”ERP 治疗大揭秘

嘿，同学们！你知道吗，有些时候，我们的大脑会让我们不停地做一些事情，哪怕我们并不想这么做。例如，有些人即使已经洗了很多次手，仍然会觉得自己的手不够干净。这就是“强迫症”的表现之一。但别担心，这并不是什么大问题，只是我们的大脑有时会玩一些小把戏，其中的一个就叫作“洁癖”。现在，我们将一起破解“洁癖”的秘密，并探索如何用 ERP 治疗来帮助我们的大脑变得更加聪明。

想象一下，有一天你能毫无恐惧地触摸垃圾箱，甚至还能高兴地在公园里玩耍，不再害怕弄脏手！听起来不可思议吗？ERP 治疗就是那把开启自由之门的金钥匙。

第一步：成为小侦探

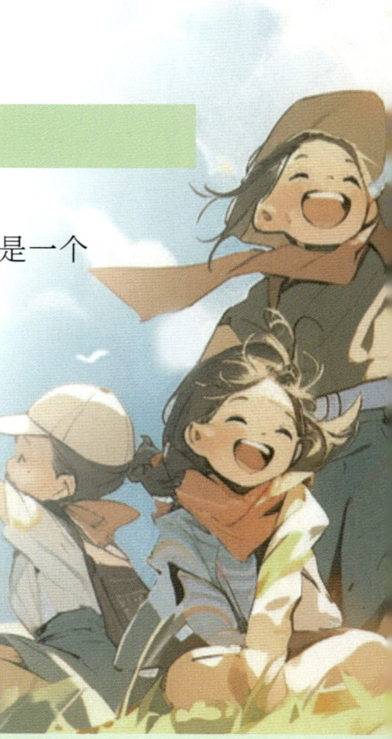

开启探险之旅前，每位小侦探都需要做好准备。这不仅是一个解决问题的过程，更是一场关于勇气和自我发现的冒险！

● 准备任务一：团队合作

首先，你要知道，你并不孤单！你和治疗师将成为最默契的侦探搭档。你们的首要任务是深入探究：到底是什么让你那么紧张和害怕？是某种特定的声音、气味还是场景？当你们找到答案后，这将是解开大脑中“恐惧之谜”的关键线索。

准备任务二：列出“恐怖名单”

每位侦探都需要一张线索清单。拿出你的小本本，和治疗师一起列出所有你觉得恐怖和想避开的事物。不要害怕，不管是什么，都可以写下来。触摸垃圾箱、走进公共厕所、坐上公交车，甚至是听到某种声音或看到某种颜色，都可以是你的“恐怖名单”上的项目。这样，你们可以更清晰地了解问题，并为下一步行动制订计划。

第二步：绘制“恐怖冒险”地图

拿出彩色笔和一大张纸，开始画出你的“恐怖冒险地图”。这张地图可以标出你认为最恐怖的地方或事物，使用不同的颜色代表不同的恐惧等级。这样，你和治疗师可以更直观地看到哪些地方或事物让你感到最不舒服，从而为下一步的治疗做好准备。

第三步：勇闯“恐怖场景”

你已经成了一位小侦探，了解了自己的恐惧，现在是时候面对它们了。但别担心，我们会一步一个脚印地来。

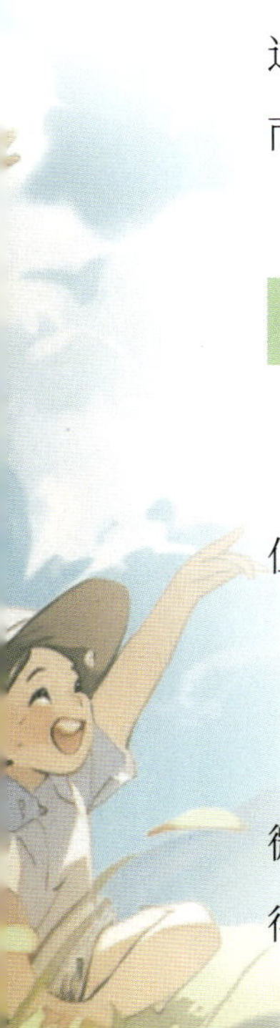

闯关式探险

你不需要一下子挑战最可怕的“恐怖场景”，可以从那些让你感到“轻微不适”的事物开始。例如，轻轻接触垃圾箱的表面。一点一点地，你会变得更加勇敢，能面对更多的挑战。

装备你的“武器库”

在出发之前，先为自己装备一些“心理武器”吧！这些并不是真正的武器，而是一些帮助你冷静和集中的技巧。学习如何进行深呼吸、冥想，或是想象一个令你感到安全和愉悦的地方。这些都是你的“武器库”里的好东西。

第四步：成为“控制大师”

经过前面的阶段，你已经成了一位勇士，现在是时候成为一位“控制大师”了。

学会按下“暂停键”

每当你感觉自己忍不住要去洗手或者进行其他强迫行为时，试着按下“暂停键”。你可以做个深呼吸，或者简单地提醒自己“我掌握了力量！”来帮助自己暂停。这样，你就能更清晰地思考，做出更明智的决定。

掌握“重新定向”技巧

在暂停之后，让自己冷静下来，思考一下。问问自己，为什么我想做这个强迫行为？这样做真的有用吗？然后尝试将注意力“重新定向”到其他更有建设性的事物上，例如听音乐、绘画或运动。

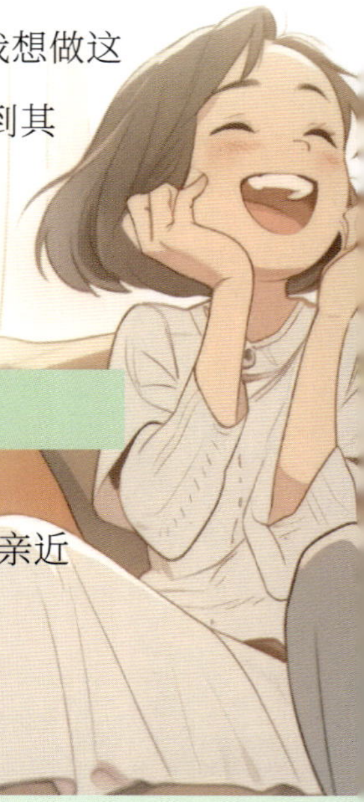

第五步：家是你的超级联盟

在这场与洁癖对抗的旅程中，你不是一个人在战斗！家里有你最亲近的人，他们都愿意站在你这边，帮助你赢得胜利。

家长是你的超级英雄伙伴

家长不只是给你煮饭、洗衣服的人，他们更是你的超级英雄伙伴！他们正在努力学习如何更好地帮助你面对和克服洁癖带来的困扰。他们可能会和治疗师一起参加培训，学习如何支持你的 ERP 治疗，或者如何帮助你“暂停”和“重新定向”。当你觉得挑战很大时，他们会成为你的依靠，与你并肩作战。

创建安全的练习环境

家是一个绝佳的地方，可以安全地练习 ERP 治疗中的策略。与家长一起设定一些小挑战，例如，当你想洗手或想做特定的动作时，先等待一会儿。在家庭的支持下，这些练习会变得更容易。

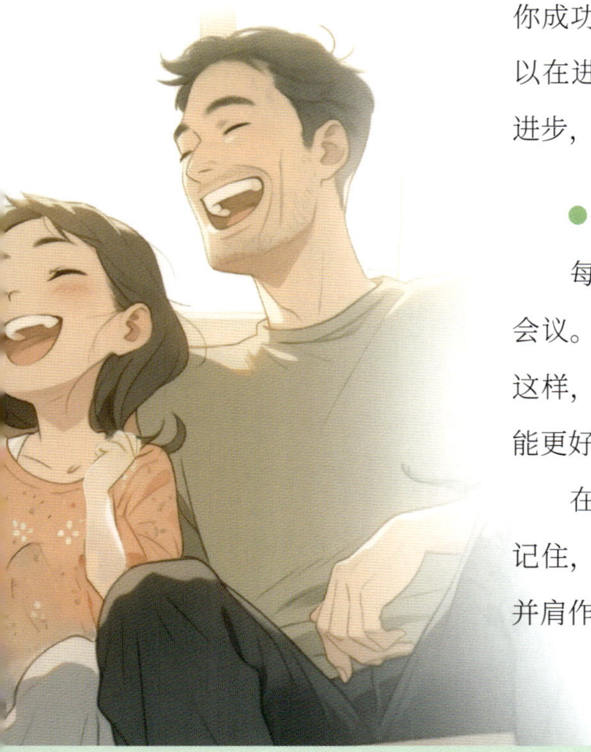

跟踪进步

与家人一起设立一个进步板或进度图。每当你成功地应对一个挑战或采取 ERP 策略时，都可以在进步板上加上一个标记或徽章。看着自己的进步，会给你更多的动力和信心。

团队沟通会议

每周固定时间，与家人一起坐下来进行沟通会议。分享你本周的挑战、进步和需要的支持。这样，你的超级英雄队伍会更了解你的情况，也能更好地帮助你。

在与洁癖的战斗中，家是你最坚强的后盾。记住，家人是你的超级英雄联盟，他们始终与你并肩作战，直到取得最后的胜利！

“武器库”

为了更好地应对洁癖挑战，这里有一些“武器”，可以帮助你在ERP治疗中战胜那些“恐怖场景”。

从新的视角看待事物

你是否有时候觉得某些事物或地方“太脏”或是“不能触碰”？治疗师会引导你，用一个新的、更积极的角度来看待这些事物。例如，公共厕所可能不像你想的那么“可怕”。你会学到，每个地方和物体都有其存在的意义和功能，而不仅仅取决于它的外观或你的初步感受。

记录每一个进步

拿起你的记事本，开始记录每一次面对和克服的“恐怖场景”。看着自己的成长和进步，就像是在游戏中闯过一道道关卡，这会让你更有动力继续前进。

积累荣誉勋章

每当你成功地完成一个任务，或者不再逃避某个场景时，就为自己颁发一枚勋章。这些勋章不仅仅是纸上的标志，还代表了你的努力和勇气。每当你收集到足够多的勋章，就给自己一个实实在在的奖励，如一顿美味的大餐、一场电影，或是一段与家人和朋友相处的愉快时光。

在ERP治疗的过程中，使用这些“武器”会让你的旅程充满乐趣和成就感。而当你查看自己的勋章和记事本时，你会惊讶地发现，原来自己已经走得这么远了！不断前进吧，洁癖战士，那些“恐怖场景”只是你成长之路上的小小挑战！

小勇士寄语

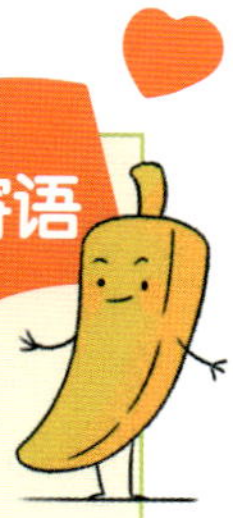

要知道，每一个挑战都是一次机会，一次去了解自己、克服自己、超越自己的机会。强迫症只是你生命中的一个小小挑战，但战胜它将会使你更加坚强、更加勇敢。记住，你不是一个人在战斗，有家人、朋友和治疗师与你并肩作战。只要你持续练习和应用这些技巧，你会发现一个全新的、更自信的自己在等着你！

强化认知行为疗法和住院治疗

阳光照进课堂，小明把玩着他的铅笔，并反复计数，试图确保每次数数都是正确的。但数到第五次，他又开始焦虑。每次数错，他都会心跳加速，感觉自己就像在一个漩涡中，不断被拉向深渊。这种情况已经严重影响了他在学校的表现、在家中的生活以及与朋友的关系。

面对这种程度的症状，仅靠每周一次或两周一次的认知行为治疗，很可能无法为小明带来应有的帮助。有时，需要更深度、更密集的治疗手段。

“强化认知行为疗法”是在温馨而专业的环境中，每周为孩子提供多次心理治疗。这样的频繁接触，就像是多次浇灌干渴的植物，帮助他们更快速地疗愈和成长。一些专门治疗强迫症的机构提供了这样的集中治疗方案。而对于那些深受强迫症痛苦、害怕住院治疗的孩子，这种密集的治疗计划如同一束明亮的灯光，驱散他们心中的恐惧，帮助他们找回生活的希望。

当传统门诊治疗无法让孩子的症状得到有效改善时，住院治疗成为另一个不得不考虑的选择。在住院治疗期间，除了接受更加集中和全面的心理治疗，医生和心理治疗师也会采取综合性的干预措施。这样，孩子不仅能在安全、有控制的临床环境中逐渐减轻症状，还能在随后逐步融入日常生活，稳固之前治疗取得的成果。

儿童强迫症的药物治疗

在儿童强迫症的病情较重的情况下，CBT 与药物联合治疗往往更加有效。

在常用的药物中，有一类是选择性 5- 羟色胺再摄取抑制剂（SSRI）类药物，它们能帮助孩子缓解焦虑症状，使孩子更顺利地接受治疗。随着孩子逐渐学会自我应对和管理焦虑，也可以相应地调整药物的剂量或停药。

我们可以把大脑想象成一个忙碌的广播公司，一直在播放节目（控制人的思维和行为）。强迫症就像是一个不请自来的广播员，总是打断其他节目（正常思维和行为），坚持要反复播放同一首歌（强迫思维或行为），使得其他节目无法正常播出。SSRI 就像是一个大名鼎鼎的金牌广播员，是大脑专门请来的节奏制定者，它可以确保各种节目都在合适的频道上播放，而不会被重复出现的奇怪歌曲淹没。

不过，SSRI 这位广播员有时会无缘无故地调整一些不应该碰的旋钮，导致一些副作用（头痛、恶心、失眠等）出现，这就像你突然在最喜欢的电台上听到讨厌的广告。

此外，在非常罕见的情况下，SSRI 可能会触碰到大脑广播公司里非常敏感的“紧急广播按钮”（加重抑郁、自杀念头等），所以，你需要一个专业的“广播经理”（医生）来密切监控它。

对于那些与药物成瘾相关的传言，你可以完全放心。SSRI 并不像那些被称为“黑魔法”的物品，它不会让人上瘾，也不会在停止使用后产生戒断症状。你可以在专业指导下逐渐“卸载”它，而不会遇到什么大问题。

总而言之，SSRI 可以说是大脑广播公司的得力助手，但必须在专业“广播经理”——也就是医生——的指导下运行。这样，你就可以享受到所有好的“节目”，同时尽量避免不愉快的“广告”。药物和心理治疗（如认知行为疗法）的组合是治疗强迫症的“终极梦之队”。心理治疗可以教你如何管理或更改“播放列表”，而 SSRI 则确保广播系统运行顺畅。

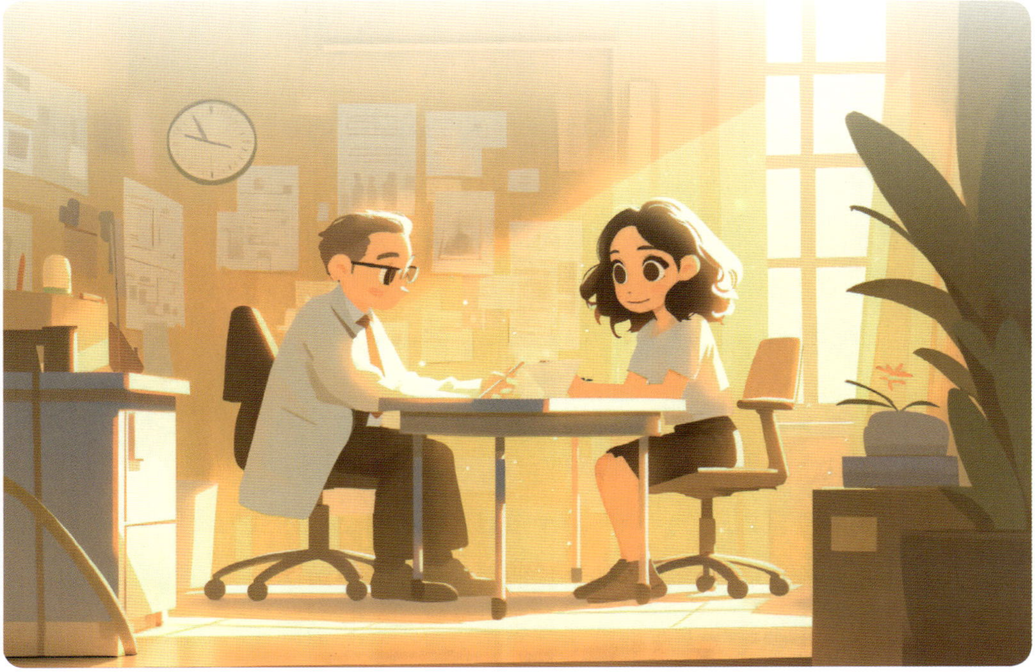

儿童强迫症需要终生服药吗?

人类的大脑像一个广播公司，拥有一个巨大的神经递质音乐库，多巴胺、血清素等各种神经递质都是可以选择播放的热门音乐。广播员（思维）得作出最佳的节目安排，来确保广播节目——也就是你的思想、行为和感觉——播放得既不是太无聊也不是太疯狂。

但强迫症就像是一位过度热情的广播员，总是循环播放同一首歌或同一个旋律——这就是强迫行为或强迫思维。药物治疗有点像是换了一位更有经验的广播员，或者是让那位过度热情的广播员听从了一位更明智的专家的建议。心理治疗（比如认知行为疗法）则像是向广播员教授了新的技巧，让他了解何时应该切换曲目，或者至少何时应该放慢节奏。

儿童可能很难理解强迫症和药物治疗的复杂性。这时，游戏化治疗可能会是一个有效且有趣的方法。想象一下，把疾病形象化为一个“强迫怪兽”，而孩子则是一个小勇士，装备着药物“盾牌”和心理治疗“宝剑”，他们的任务是保护一个名为“正常生活”的神秘王国。

不幸的是，至今没有“一劳永逸”的解决方案，不过，有“持续优化”的可能。治疗方案像是一辆车的调校：人们可以改善它，让它更有效率，但仍然需要定期检查和维护。对于一些人，这可能意味着长期服用药物。但这并不是绝对的。

父母在其中扮演的角色不容忽视。如果说医生是“机长”，父母就是“指导性的导航器”，或是那种可以提供“天气状况”和“航线建议”的地面导航员。与医生密切合作，及时分享观察到的一切，是帮助孩子治疗成功的关键。

治疗强迫症就像制作一张专属于强迫症患者自己的播放列表。这张列表可能会包括药物、心理治疗，甚至其他替代疗法等“歌曲”。不是每首歌都适合每个人，也不是每个人都需要一张永远不变的播放列表。所以，需要终生服药吗？答案是“可能需要，但也可能不需要”。最重要的是找到最适合自己的曲目和节奏。

儿童服用治疗强迫症的药物会损害大脑吗?

治疗强迫症的药物有点像一个信号处理工程师，他们精通大脑中神经递质的“电路图”。这些药物不是要大规模“炸毁”或者“修建”新的“电路”，而是像一个精细的调谐器，微调已经存在的信号强度。如果做得正确——在专业医生的指导下——这种调整不会损害大脑，反而可以修正那些导致强迫症状的“信号噪声”。

当然，任何药物都有可能的副作用，就像观看电影时，可能会突然冒出不相关的广告。这些“广告”可能是头痛、乏力或者其他轻微不适，但通常情况下，它们是暂时的，而且随着身体适应会减少或消失。唯一需要做的就是——告诉你的“电影院经理”（也就是医生）这些情况，他们会知道如何“跳过广告”或者调整“播放设置”。

心理治疗，在这里特指像认知行为疗法这样的方法，就像是一位专业的健身教练，教人们如何运用和锻炼“心理肌肉”。当你的大脑被强迫症“绊倒”时，这位教练会告诉你如何站起来，甚至教你如何避免同样的“跌倒”。

特别是对儿童来说，他们的大脑还在发展中。这意味着治疗方案更倾向于“微调”，而不是大规模“重塑”。医生会特别小心地评估药物的类型、剂量和使用时间，确保它们适合孩子的发展阶段。

家长在这里不仅是观察者，更是“副驾驶员”。家长要一直和“主驾驶员”（医生）保持密切沟通，以确保孩子走在最适合他们的道路上。

如果强迫症的治疗像是阿拉丁的神灯，大家对于治疗效果可能有三个愿望：无副作用、快速有效、永久治愈。现实是，我们通常不能实现全部三个，但在专业的医疗团队的帮助下，我们有望实现其中的一两个。

所以，儿童服用治疗强迫症的药物会损害大脑吗？答案是不会，只要是在专业医生的指导下。当你需要使用这盏“神灯”时，记得你不是独自一人——有家人、有医生，有全世界的医学研究在支持你。

为什么抗抑郁药能治疗强迫症，也能治疗很多其他精神疾病？

为什么强迫症可以被抗抑郁药治疗？这听起来有些奇怪，但答案隐藏在我们的大脑深处。抗抑郁药并非只是打败抑郁的武器。实际上，这就像强迫症的“多功能遥控器”。它不仅能打开和关闭大脑中的某些频道，还可以调整音量和亮度。SSRI 就是这样的一种药物，它专注于调整 5- 羟色胺（这种神经递质与强迫症的症状密切相关）。

考虑到精神健康的复杂性，抑郁、焦虑和强迫症往往是彼此交织的多面体。它们在大脑中的交互可能导致症状的重叠。因此，一个能够调整神经递质的“万能工具”就变得至关重要。

但是，正如每位病人都是独特的，治疗方法也需要因人而异。选择最合适的抗抑郁药就像是在一个医疗的“约会节目”中找到“灵魂伴侣”。医生会根据病人的症状、体重、以往的医疗史等多种因素，量身打造一个治疗方案。

当强迫症患者开始使用抗抑郁药时，其实就是开始了一场大脑内部的“探险之旅”。有些关卡可能很困难，如可能出现的副作用。但是，当你有正确的“地图”（医生的指导）和“工具”（心理治疗）时，这个旅程会更加平稳。

总之，抗抑郁药为强迫症带来的不仅仅是缓解。它们是大脑中的“多功能工具”，能够在神经递质的舞台上进行精确的调控。而为了确保这些药物能够发挥最大的效果，强迫症患者需要一个团队——从医生到心理治疗师，都是这场“演出”的关键角色。

强迫症儿童的自杀风险高吗？

强迫症通常被大众误解为一个相对“温和”的心理健康问题，例如，许多人误以为强迫症就是过度喜欢整洁或者有轻微的洁癖。事实上，强迫症是一种严重的心理障碍，可能会影响患者的日常生活、工作，以及人际关系。

有研究表明强迫症儿童的自杀风险比没有强迫症的儿童高出 2 到 3 倍。这主要是因为强迫症常常与抑郁症、焦虑症等其他心理健康问题共存，这些共存的疾病可能进一步增加自杀风险。

强迫症患者的自杀风险不仅仅是因为他们的强迫行为或者强迫思维。有些研究表明，强迫症患者可能更容易因为对社会或者家庭环境不适应，或是因为持续的心理压力而产生自杀的念头。

总之，强迫症是一个不可忽视的问题，尤其是当它影响到儿童和青少年时，及早治疗是非常关键的。治疗通常涉及药物治疗和认知行为疗法。家庭成员、教育工作者和医疗保健提供者不仅需要密切关注强迫症症状，还要关注与之相关的抑郁症症状或者其他潜在的自杀风险因素。

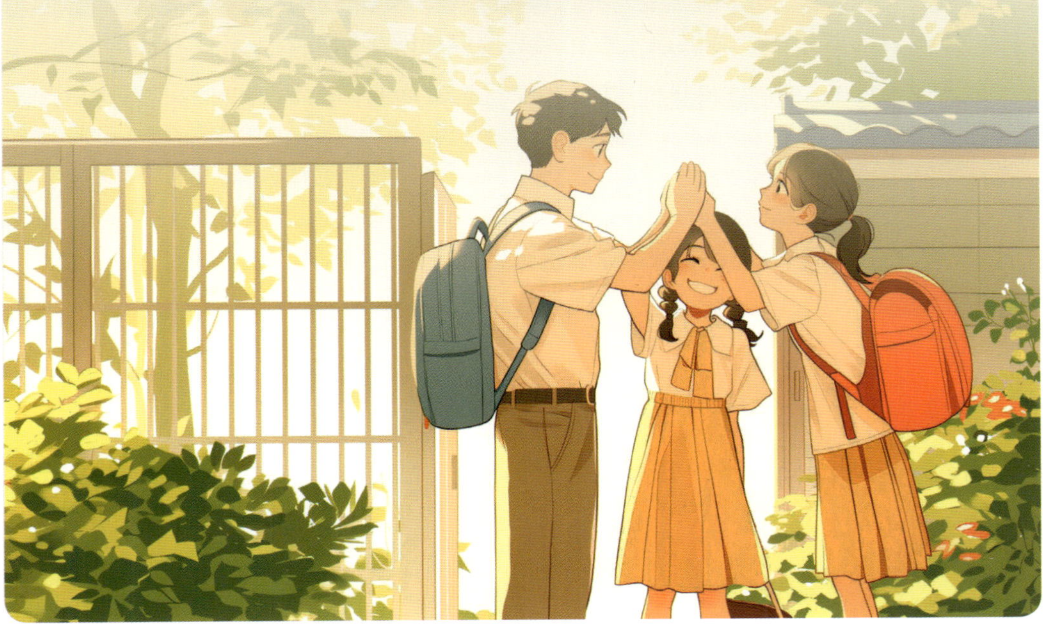

强迫症儿童会得精神分裂症吗？

如果把大脑想象成一个指挥室，里面有许多小人物（神经递质、神经元等）正在努力工作，以确保一切正常运转。强迫症和精神分裂症可以被看作这个“指挥室”里的两种不同“混乱”形式。

如果强迫症是一个人物，那它可能是“挑剔大王”。他非常挑剔，总是让你反复检查门是否锁好或者手是否洗干净，即使你已经做过这些事了。他就像是那个永远不满足、总让你做重复事务的人。

而精神分裂症更像是一个“混乱导演”。他会改写你的现实感知，使你听到不存在的声音或看到不存在的事物。他在你的“指挥室”里导演出一部让人困惑的电影。

虽然“挑剔大王”和“混乱导演”都在大脑的“指挥室”里制造麻烦，但它们的出现一般没有关联。换句话说，强迫症不会导致精神分裂症，反过来也是。但有时，这两个家伙可能会同时在同一个人的“指挥室”里出现，这就需要更多的专业人士（医生和心理治疗师等）来一起解决问题了。

所以，如果你或你的孩子有任何心理健康的问题，最好是找专业的医生或心理治疗师。他们就像是训练有素的“指挥室经理”，能够帮助你让“指挥室”恢复正常运作。

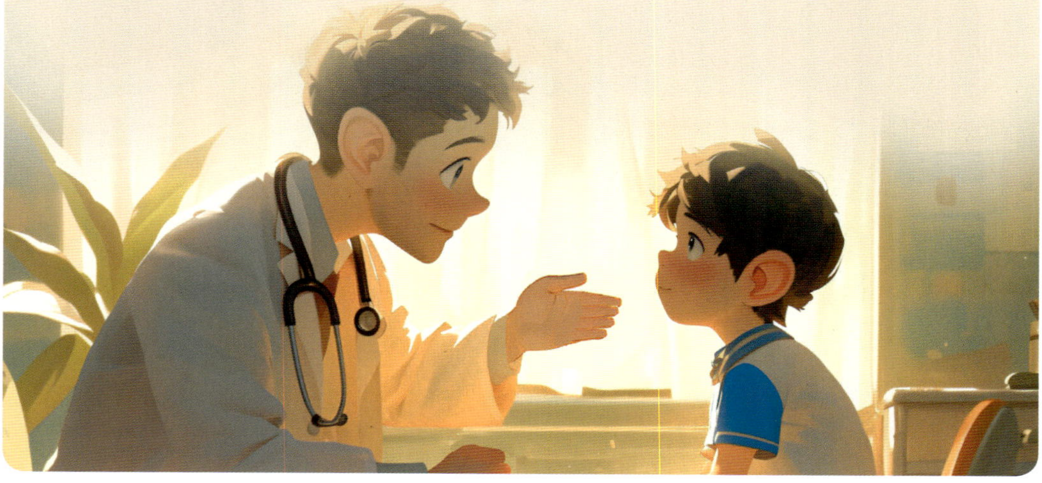

第三部分

家校医社联手筑起支持桥梁

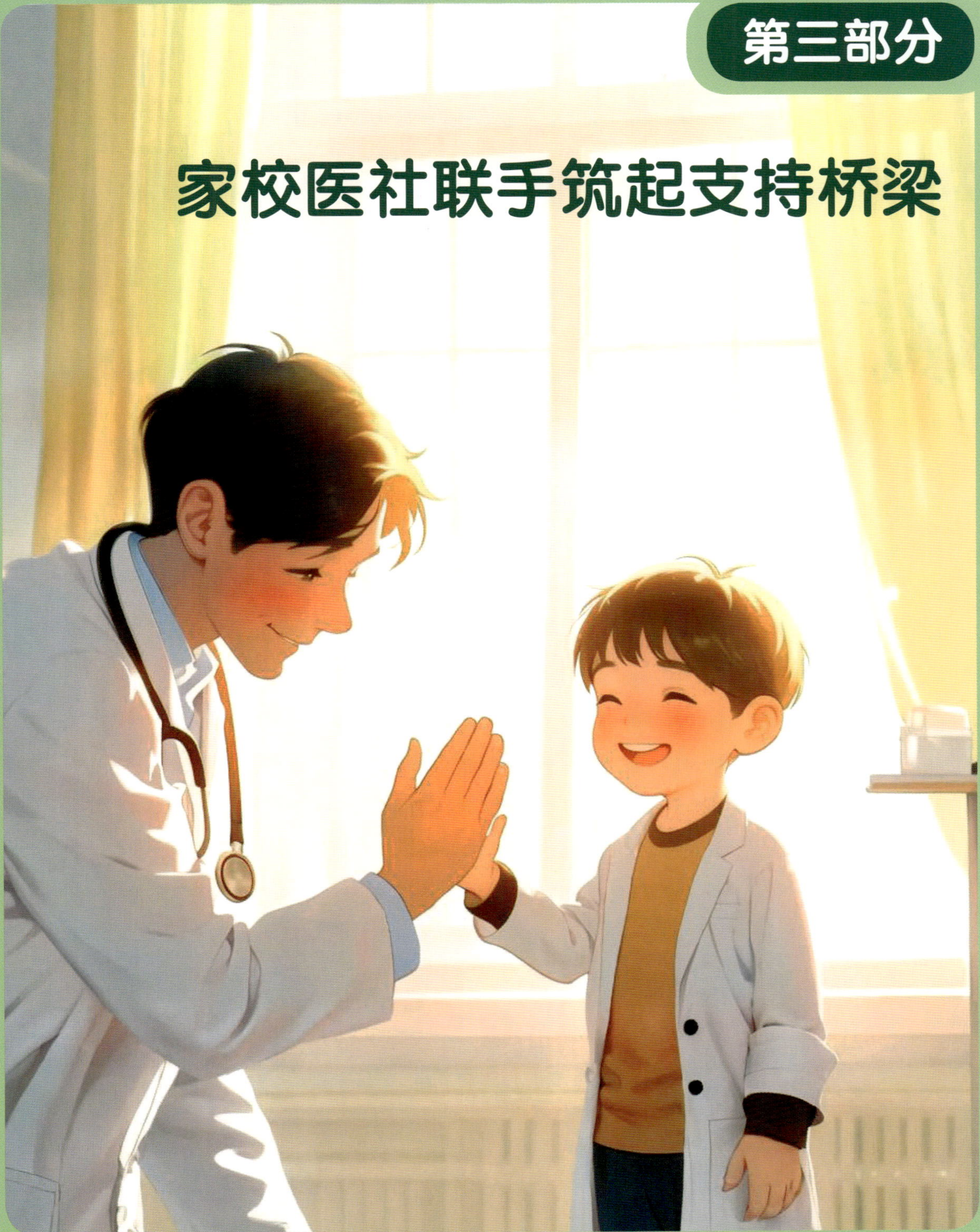

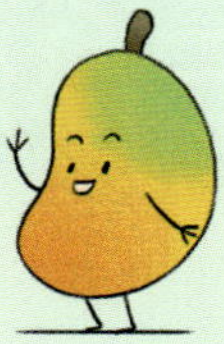

儿童和青少年时期是人生中最富有活力，但也最容易受到困扰的阶段。在这个阶段，强迫症是一种常常出现但经常被忽视的问题。为了更好地支援儿童和青少年的强迫症患者，家庭、学校、医疗机构及社会（家校医社）之间的合作显得尤为重要，这就像是为孩子筑建一座多彩的“魔法桥梁”，让他们安全地跨越困境，走向健康的彼岸。

与孩子并肩成长，共同对抗强迫症

家庭是孩子心灵成长的重要“温室”。对于强迫症患者来说，家庭的角色尤其关键。家庭不仅是孩子的心理“疗伤站”，还是他们的心理“健身房”，在这里，孩子可以练习和巩固治疗中学到的新技能。

医生会像一个心理“健身教练”一样，解释治疗的工作原理，并分配一些“心理健身”家庭作业。这时，父母的角色就好像是家庭中的“私人教练”，他们要与孩子一起完成这些作业，强健孩子的“心理体魄”。

当孩子因强迫症症状感到不安时，他们通常会寻求父母的安慰或帮助。然而，过度的安慰实际上可能是一个“糖衣毒药”。它可能会暂时缓解孩子的不适，但却加强了他们对外界安慰的依赖性，不利于他们学习自我调适和应对。

想象一下，这就像是给孩子提供了一颗“心理糖果”，让他们在短时间内感到甜蜜，但长期来看，这只是固化了他们面对问题时寻求依赖的模式。因此，家长应学习如何成为孩子心理成长的“营养师”，提供更健康、更持久的支持方式。

有时，孩子会对某个词语或物体产生强烈的厌恶或焦虑。家人可能在学着避免触及这些“敏感区域”，但这反而可能会加剧孩子的强迫症症状。作为父母，要学会平衡，既要为孩子提供支持和鼓励，帮助他们建立自信，也要让他们学会自我应对，经历那些必要的挑战。这时，家长和医生可以一起为孩子制定一张“强迫症冒险地图”。在这张地图上，标出孩子面对厌恶和焦虑时可能遇到的各种“心理陷阱”，并设计相应的“心理挑战”，让孩子有机会练习应对和自我调节。

治疗强迫症不仅是孩子的任务，也是需要整个家庭共同努力实现的目标。家长不仅是孩子的依靠，也是他们最重要的“生活教练”。通过与专业医生的紧密合作，家长可以学习到更有效、更科学的支持方法，帮助孩子在心理成长的道路上更加坚定地前行。

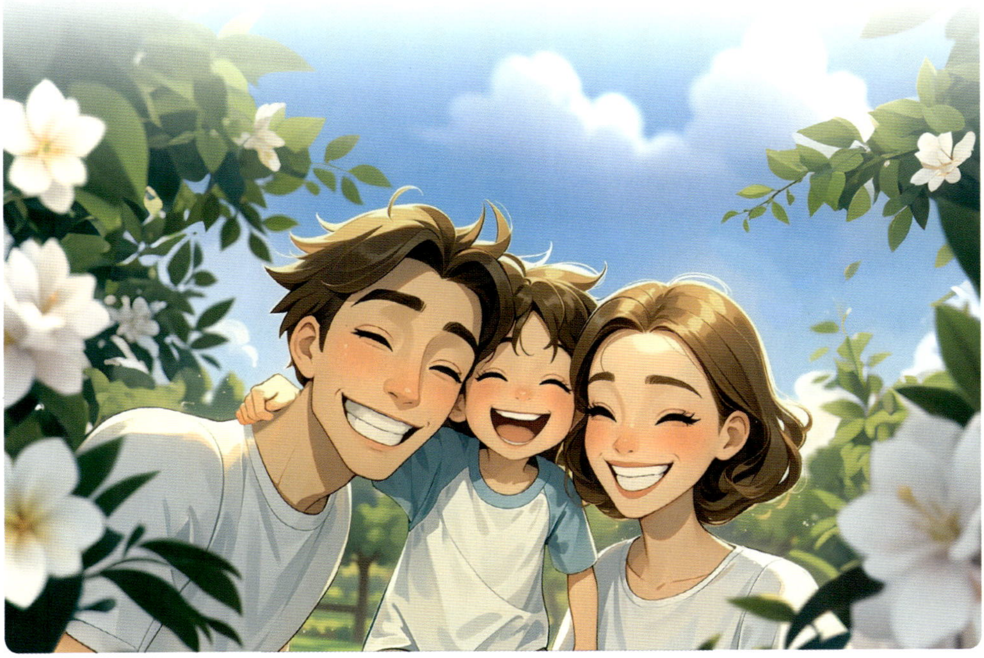

案例故事

相亲相爱，共克心理挑战

小明生活在一个温馨的家庭中，是一个聪明活泼的孩子，但被强迫症困扰着。他经常要检查门窗是否锁好，反复确认电器是否关闭。这些习惯让小明感到不安，也让家人倍感困扰。

小明的父母决定一起面对这个挑战。一天晚上，当全家坐在客厅时，妈妈开口了："亲爱的，我发现儿子最近经常检查门窗，是不是不太正常啊？有什么办法吗？"

爸爸点了点头："是啊，我也发现了。我想我们可以找一种办法，让儿子感到很安心，而不用总是检查。"

小明听到了他们的谈话，觉得有些害怕，但也有些期待。他低声说："我总觉得要是不检查，会发生不好的事情。"

妈妈坐到小明身边，轻轻握住他的手说："宝贝儿，我明白你的感受。我们可以一起来想想，看看有什么方法，能让你感到安心，而不用反复去检查。"

爸爸补充道："是的，我们可以制订一个计划，让你在固定的时间检查一次，然后相信一切都会安全。我们会在你身边，支持你。"

小明有些犹豫，但他也感到一丝希望。他点了点头："好吧，我试一试。"

从那天开始，小明和他的父母一起制订了一个"安心计划"。他们每天晚上在一个固定的时间一起检查门窗和电器。在爸爸妈妈的陪伴下，小明逐渐减少了检查的次数。

一段时间后，小明逐渐放下了不必要的检查习惯。他发现，他可以通过深呼吸和转移注意力来减轻不安。家里的氛围也变得轻松愉快，家人一起玩游戏、看电影，不再受到强迫症的困扰。

孩子在家庭中的强迫症表现

认识和了解强迫症孩子在家中的表现是提早发现和干预的关键。这些表现包括但不限于:

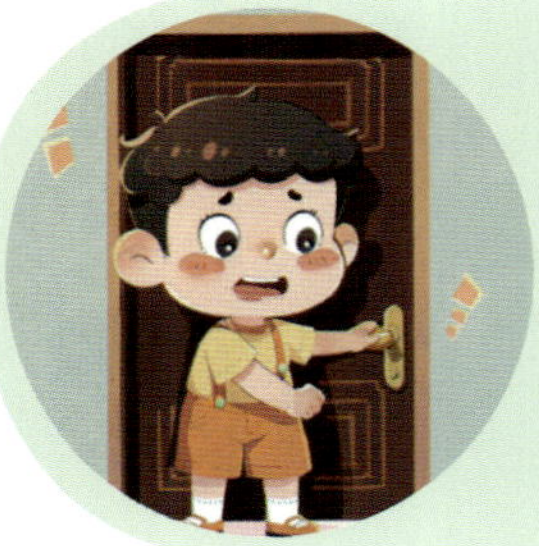

反复检查

孩子可能会多次检查家中的门是否锁好或电器是否关闭，即使他们已经知道这些事情都没有异常。他们可能担心如果不这样做，家里会发生什么不好的事情。

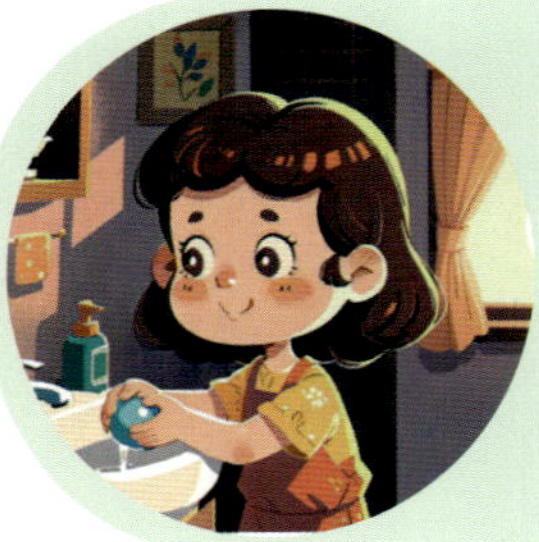

频繁洗手

这不仅限于手部卫生，也可能包括不停地清洗他们的玩具、学习用品或者其他物品，因为他们担心这些东西“不干净”或“有细菌”，会给家人带来风险。

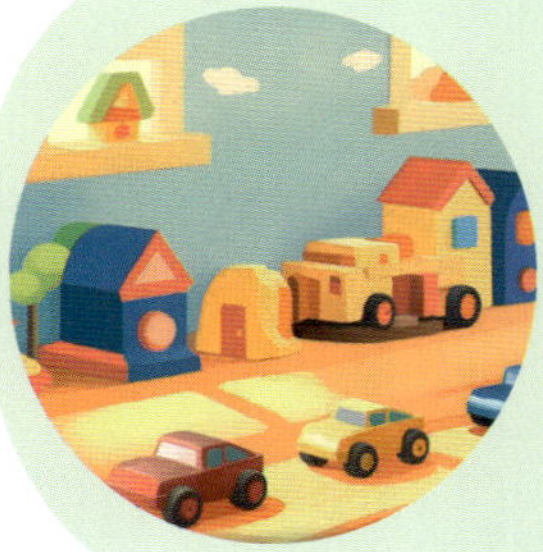

完美主义

他们可能会对家中的事物，如玩具的摆放、书本的排序或绘画中的一笔都要求绝对的对称和完美。一个小细节的不完美可能会让他们感到很不舒服，因此他们可能会反复调整或修改，直至达到他们心中的标准。

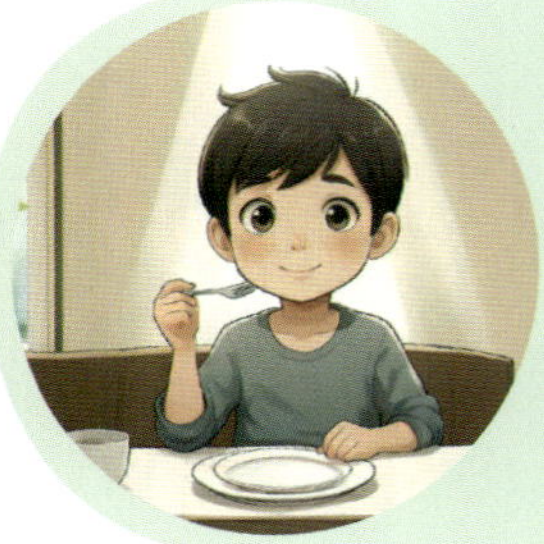

严格遵循某些行为规范

例如，在家中，孩子可能坚持以一种特定的方式摆放餐具，或者每次吃饭前必须进行一系列固定的动作（如特定次数的洗手）。如果这个流程被打断，他们会感到极度不安，需要重新开始。

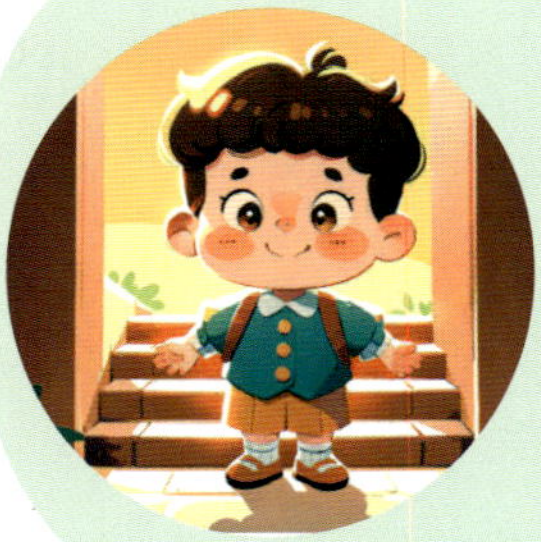

重复行为

例如，孩子可能需要走同样的路径回家，或者在过门槛、上下楼梯时反复踏出相同的步数，以避免一种模糊的、不明确的“坏事”发生。或者，在上床睡觉前必须重复某一特定动作，例如多次摆放他们的玩具以确保它们“放在正确的位置”。

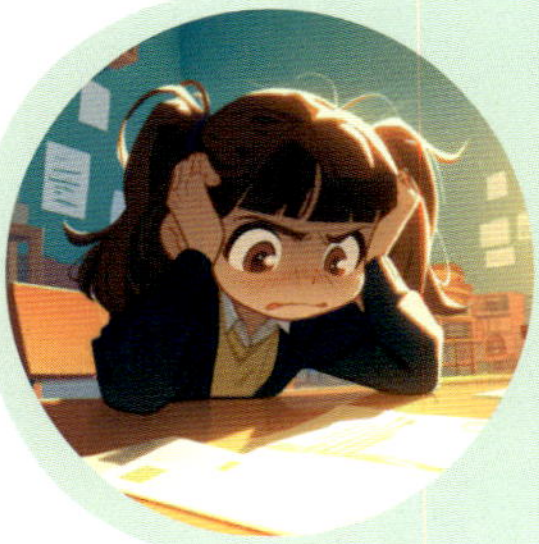

恐惧性想象

他们经常会被一些关于自己或家人受伤或遭遇危险的想象所困扰，这导致他们常常需要确认这些想象不会成真，或者采取某些行为以求心安。

家长如何开启对话

面对孩子可能出现的强迫症症状，作为家长，你可能首先感到震惊和无所适从。然而，主动沟通是走向问题解决的关键。真诚的对话不仅能让孩子明白他们所经历的一切，还能加强你们之间的连接。以下是有效启动对话的建议。

- 选择合适的时间和地点

家长与孩子聊天的时候，最好选择一个孩子觉得安全和舒适的时间和地点，例如家里的一个房间或者户外的一个安静的地方。

- 使用适当的语言

家长与孩子聊天时，最好使用孩子容易理解的语言，避免使用过于专业的术语，以确保孩子能够理解你所说的话。例如：

家长：宝贝儿，我发现你好几次要求我们走同样的路回家，如果不这样，你就发脾气，有什么特别的原因吗？

孩子：我觉得要是我不这样做，就会发生一些不好的事情。

家长：我明白你的担心。但是，有时候我们的大脑会误解事情，让我们感到不安。我们可以一起来挑战这些想法，尝试走一条不同的路，看看会发生什么，好吗？

- 倾听孩子的感受

家长与孩子聊天时，要确保给孩子足够的空间，让他们表达自己的感受和想法。倾听孩子的感受，而不是试图解决问题，可以让孩子感到被尊重和理解。了解孩子对自己的强迫症的感受如何，让他们谈一谈自己的感受和想法，让他们知道你愿意听。

家长：宝贝儿，我看到你洗了很长时间的手。你能告诉我为什么吗？

孩子：我觉得要是我不使劲洗，就会有细菌，然后我就会生病。

家长：我理解你担心细菌的问题。每次洗手之后，你感觉安心点了吗？

孩子：有一点，但是很快我又会重新感到不安，所以我得一直洗手。

家长：谢谢你分享你的想法。我想你不是一个人在面对这个问题，我想和你一起找到方法，既能保持卫生，又能让你不再感到不安。

- 提问，而不是指责

采用开放性问题，例如“我发现你总喜欢按照特定的顺序摆放餐具或吃饭前做特定的动作，这让你感觉更舒服吗？我想更多地了解这件事，你愿意分享吗？”“最近你似乎每次走过门槛或上下楼梯时都要踏特定的步数，这有特别的原因吗？你可以分享这背后的感觉或想法吗？”等等。让孩子自由地表达他们的感受，而不是用指责或者批评的语言对待他们。

● 引导应对策略

在与孩子的对话中，家长可以帮助孩子制定应对策略，让他们学会应对强迫症的方法。例如：

“宝贝儿，我知道这些强迫性的想法或行为，有时候会让你感到不安或者压抑。我们可以一起试一试一些方法，帮助你感到更加放松和安心。首先，当你感到焦虑或有强迫的冲动时，我们可以尝试一下深呼吸。就像这样，深深地吸一口气，然后慢慢呼出。这可以帮助你放松和集中注意力。

“另外，当这些强迫的想法来临时，我们可以一起挑战它们。例如，我们可以问自己，这个想法真的有根据吗？它真的会发生吗？这样，我们可以学会识别哪些是不合理的强迫想法，然后逐渐减少它们对你的影响。

“我知道这些方法可能不会立刻见效，需要一段时间的练习和坚持。但我相信，只要我们一起努力，一步一步地前进，你会逐渐感到好转。记住，我一直在这里支持你和陪伴你。我们可以一起克服这个困难。你觉得怎么样？想试试吗？”

与孩子聊天可能需要一些时间和细心，但这对于帮助孩子理解和处理他们所经历的事情是非常重要的。

如何让家更具治愈力

对于遭受强迫症困扰的孩子来说，家庭是他们的避风港。但是，怎样让这个港口更具治愈力呢？以下是家长可以采取的一些小秘诀。

● **开启学习模式**：首先，成为一个“强迫症百科全书”。通过了解相关的书籍、资料，不仅能帮助你理解孩子，还能让你与专业医生进行更有效的沟通。

● **为孩子打造“战队”**：带上孩子去寻找心理医生或治疗师，组建自己的“超能战队”。记住，团队的力量总是强大的。

● **魔法之触**：每当孩子情绪失控，尝试用你的“魔法之触”——拥抱、轻抚甚至是一个简单的微笑，来安抚他们。这个魔法，有时比言语更有力量。

● **避免责备，提供安全感**：告诉孩子，强迫症并不是他们的错。就像某些超级英雄也有软肋一样，强迫症只是他们人生路上的一小部分挑战，他们的背后有你的陪伴和支持，他们必定能够战胜它。

● **教授身心平衡的技巧**：引导孩子学习冥想、瑜伽或深呼吸等方法。这些技巧有助于他们放松心情，平衡内心的焦虑。

● **打造“快乐之家”**：努力营造一个愉快、正面的家庭氛围。一家人一起玩游戏、分享美好的故事，或者一起听音乐。这样的家庭氛围可以让孩子更容易放松，更轻松地面对生活的挑战。

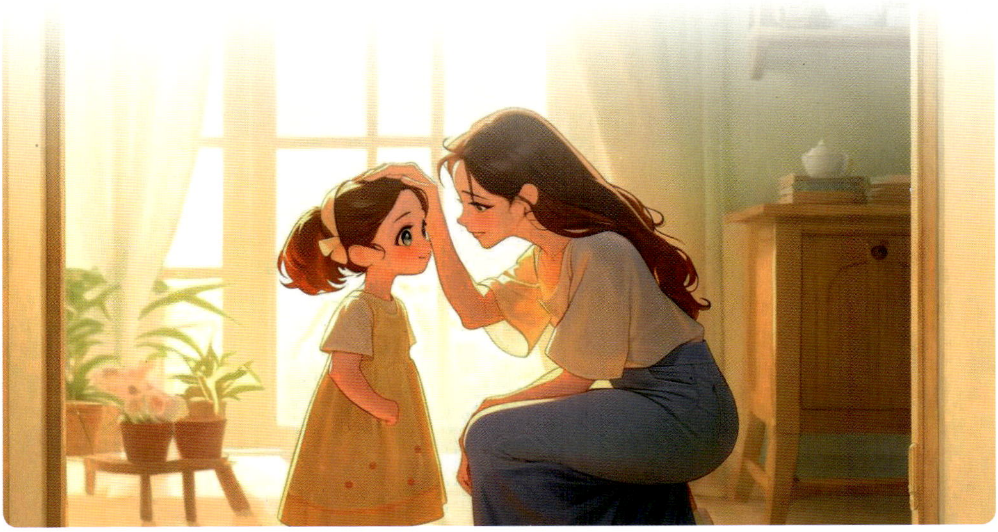

如何在学校里为学生铺路

你是否遇到过这样的学生：他不停地检查自己的笔袋，确保每一支笔都在正确的位置，或者他在上课时反复擦拭课桌，仿佛在与看不见的细菌进行一场持久战？这些表面上“古怪”的行为可能是强迫症的症状。而作为教育者，我们有责任去了解这一切背后的原因。

强迫症可能会让孩子在学校表现得像“小大人”，极度关注细节，却常常忽视了与同龄人的正常交往。这不仅会影响他们的学业，还可能让他们在社交环境中成为“异类”。更糟糕的是，大多数人对强迫症的了解相对有限。当孩子在学校里因为强迫症的症状而表现出“异常”的行为，如反复检查作业或不停地擦拭自己的座位，他们可能会被误认为是“捣蛋鬼”或“小叛逆”。但实际上，这些行为背后的驱动力并不是故意的反抗，而是他们内心对某种强迫感的反应和试图控制的意愿。

强迫症在学校中如同一个高超的“变形大师”，经常被误以为是其他的精神健康问题。例如，它可能让一个孩子看起来像是有注意力缺陷多动障碍（ADHD），因为他总是分心，频繁地检查自己的作业。其实，这并不是他“多动”或者“不专心”，而是强迫症让他不得不反复确认一切，以缓解内心的不安感。甚至，有时孩子的情绪失控可能是因为另一个学生无意中触发了他的强迫症。例如，当有人在有洁癖的孩子旁边打喷嚏时，可能会引起这个孩子惊恐发作。这时，你可能会看到这个孩子突然变得非常紧张，脸色变得苍白，手开始颤抖，甚至可能呼吸急促或大声地表达自己的不安和恐惧。在学校这个复杂的舞台上，当了解并识别了这些孩子提出的特别挑战时，老师便能提供更加精准的帮助和支持。心理健康教育在学校中的位置至关重要，让我们共同努力，为这些学生铺设一条更明亮的前行之路。

案例故事

“完美”笔记

小瑞是一个初中二年级的学生。每当老师在黑板上写下新的内容，他都必须确保自己的笔记与黑板上的内容完全一致，包括标点符号和空格。如果他发现有任何小小的差异，都会擦掉整页笔记，重新开始写。这导致他经常写不完笔记，错过了老师后续的讲解。

“无菌”的手

晓悦是一个初中一年级的学生，每次上体育课，她都拒绝与同学们接触，特别是在玩接力棒时。她害怕自己的手被“污染”了。有一次，体育老师并不知情，强迫她参与接力比赛。结果，晓悦当场情绪崩溃，不停地洗手，直到皮肤变得红肿。

孩子的临床医生或治疗团队能够提供有关如何与学校合作的具体建议，包括解释孩子的强迫症触发因素、制订计划以帮助孩子在出现症状时做出应对，以及尽量减少任何强迫行为问题或挑战。临床医生有时会进入学校，帮助培训教师正确地支持患有强迫症的学生。

孩子的临床医生还可以提供策略，帮助孩子专注于学习，例如，优先为其安排座位和私人考试室以使干扰最小化，延长测试和作业的时间，或是使用笔记本电脑进行测试，以使完美主义带来的负面影响最小化。

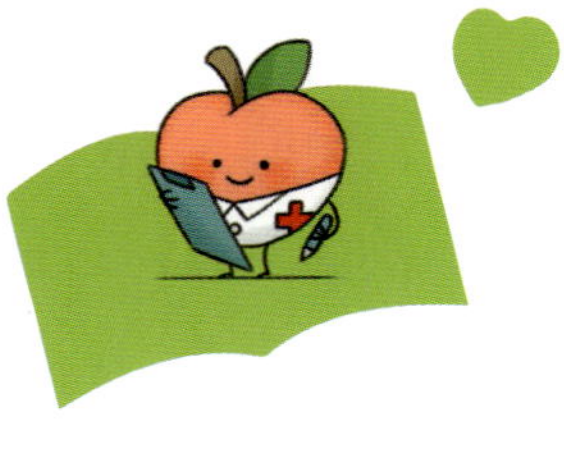

强迫症儿童在学校里可能的表现

强迫症这种心理疾病，会直接影响学生在学校的学习和社交活动。对于患有强迫症的学生来说，他们可能会经常遇到学习上的困扰。例如，他们可能会因为对作业的过分检查和追求完美主义而导致拖延，无法按时提交作业或完成学习任务。此外，他们对某些事物的过度关注和担忧也可能会分散他们的注意力，影响学习效果。

在日常生活中，一些有洁癖的强迫症儿童可能会避免使用学校的公共设施，如公共卫生间。这可能导致他们长时间忍受尿意，甚至在极端情况下出现尿裤子的情况。这种尴尬的经历可能使他们害怕上学，甚至产生逃避学校的想法。因此，强迫症不仅影响儿童的学习，还可能影响他们的身体健康和情感健康。

作为教育工作者，我们有责任为这些孩子提供一个支持和理解的环境，帮助他们克服挑战，顺利完成学业。识别和了解是应对问题的第一步。强迫症儿童在学校里可能会出现以下行为。

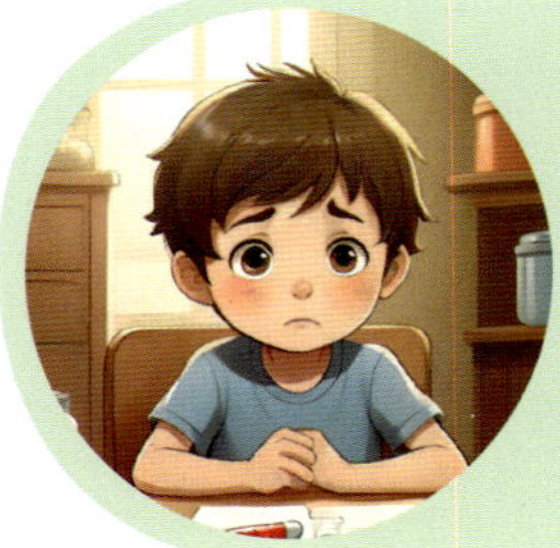

反复检查

这些孩子可能会频繁地检查自己的作业或考试答案，以确保没有疏漏，即使老师已经确认了他们的答案。

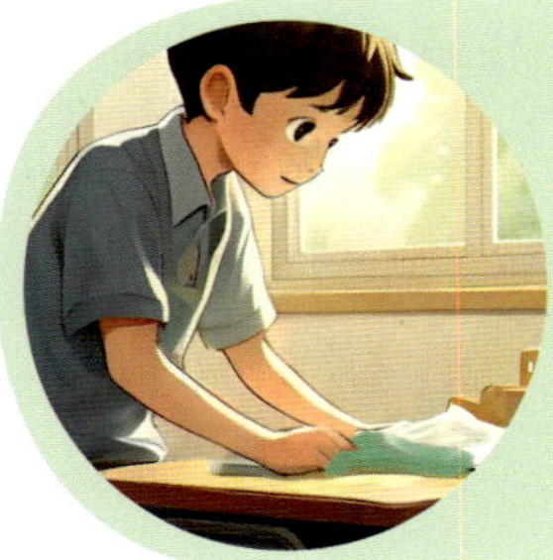

过度整洁

他们可能会在上课前反复擦拭自己的桌椅，或避免触摸教室里的公共物品，例如公共文具或门把手。

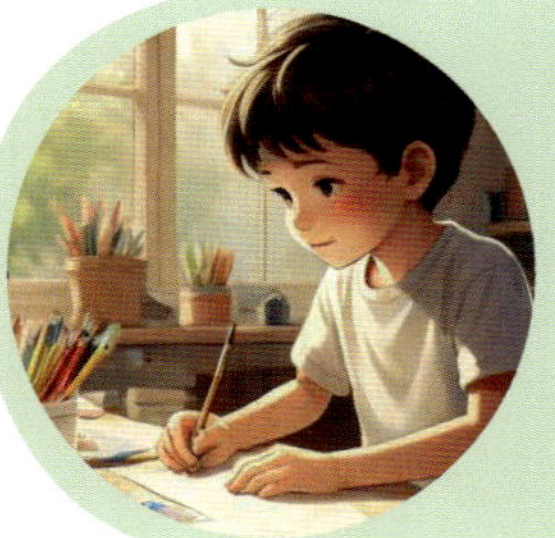

对作业追求完美

他们可能会因为一个小小的错误而重写整页的作业，对字迹、格式和排版有过高的要求。

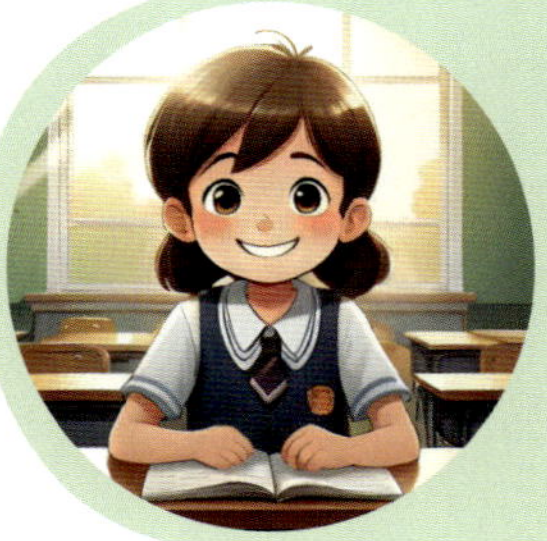

有固定的日常习惯

他们可能总是坚持坐在同一个位置，或者在进入教室前要按照特定的步数或路线走。

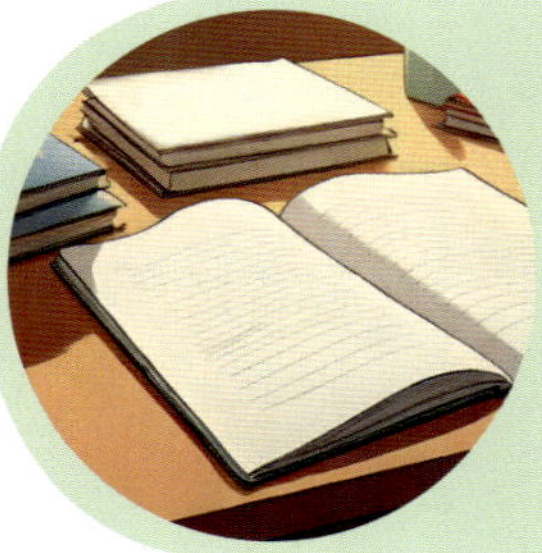

有固定的上课习惯

例如，他们可能总是把笔和书放在特定的位置，或在听课时要按照特定的方式记笔记。

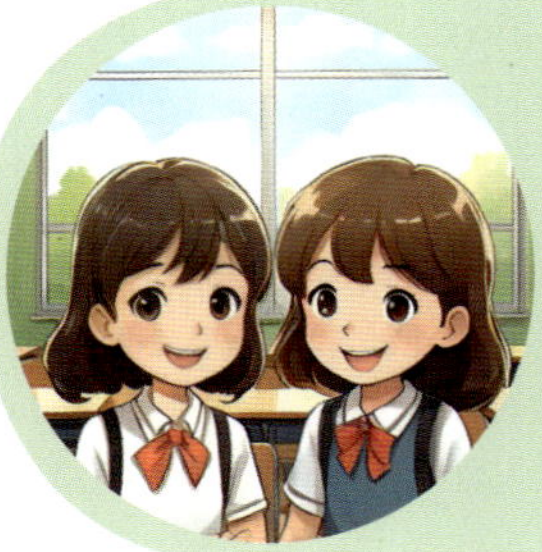

在人际交往中有些固执

他们可能会坚持与特定的同学组队，或总是要求按照自己的方式进行小组活动。

这些行为可能会影响强迫症儿童在学校的学习和社交。当老师注意到学生出现这些行为时，应首先与家长沟通，以更好地理解孩子的需求。老师也可以通过建立与学生的信任关系，了解他们的担忧，并为他们提供一个支持和理解的环境。如果孩子的强迫症症状较为严重，建议家长及时带孩子寻求专业心理健康服务。

老师在学校里可以做些什么

在学校里，老师可以采取以下措施帮助强迫症儿童。

- 特别关心：理解每位学生的独特性

如果某些学生有反复检查作业的习惯，可以提供额外的时间或者在课后为他们安排一个单独的时间段，让他们可以更集中地完成这一任务。这样，他们会感到更少的压力和焦虑，同时也会觉得老师理解并关心他们的需求。

- 明确与稳定：为学生提供一个可预测的学习环境

制作一个清晰的日常课程和活动时间表，并在课室中显眼的地方展示，这样学生可以随时了解当天的课程和活动内容。如果他们知道接下来会发生什么，可以减少因不确定性而产生的焦虑。

- 实时鼓励：每一个小步骤都值得庆祝

考虑使用一个电子或纸质的“勇气积分板”，每当学生成功克服一次强迫行为或完成一个任务，都可以给他们“加分”或贴上一个“点赞”标签。这能让学生看到自己的进步，并激励他们继续前进。

- “勇气墙”：你不孤单

设立一个“勇气墙”，学生可以把他们成功克服强迫行为的小故事或一句励志的话贴上去。这不仅可以鼓励他们，也能让其他学生知道克服强迫症是可能的。

- 学习搭档：两人一起更强大

为每个有强迫症症状的学生匹配一个“学习伙伴”。他们可以在课堂活动或作业中互相支持和鼓励，甚至可以一起参与克服强迫行为的小挑战。

- 为他们量身打造的学习空间：打破固有框架

让学校成为他们的“安全岛”。允许有洁癖的学生携带个性化的洗手液或湿纸巾，确保他们随时可以清洁双手。对于那些频繁洗手的学生，考虑为他们安排靠近出入口的座位，这样他们可以更方便地前往洗手间，减少不必要的焦虑和干扰。这些细小的调整，可以为他们创造一个更加舒适和支持性的学习环境。

- **家校合作：让家长成为孩子的强大后盾**

定期举办家长座谈会或工作坊，深入探讨强迫症的相关问题。定期与学生家长联系，了解学生在家里的情况，协助家长和学生一起制订适当的治疗计划和行动计划。

- **不断学习：培训与资源**

学校可以引入心理医生或专家，为教师团队提供培训；还可以建立一个强迫症教学资源库，以便随时查阅。

在帮助强迫症患者时，老师应该尽量避免过度的干预和强制性的行为，而是根据每个学生的情况提供个性化的帮助和支持。如果老师觉得无法胜任这项任务，应该及时向学校的心理咨询师或医生寻求帮助。

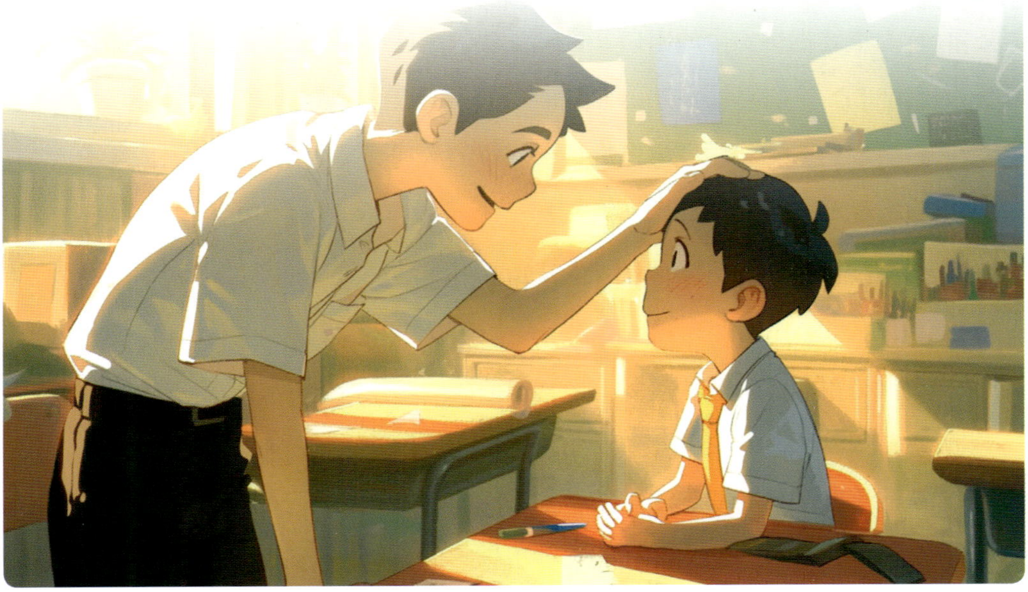

老师与患有强迫症的学生沟通的策略

以下措施可以帮助老师与患有强迫症的学生沟通。

- **开放与倾听**。始终展现出一个开放和倾听的姿态。让学生知道他们可以与你分享他们的感受和困扰，无论何时。
- **避免直接质疑或挑战其强迫行为**。例如，不要说：“你真的需要再检查一次吗？”而是问：“你想告诉我你现在怎么想的吗？”
- **简单明了**。在给予指导或建议时，尽量使用简单、明了的语言，避免给出过多的选项，这样可以减少他们的决策焦虑。
- **肯定与鼓励**。强调他们的努力和进步，而不仅仅是成果。对于他们克服的每一个小挑战，都给予积极的反馈。
- **不要纠结于完美**。让学生知道，犯错是正常的，重要的是从中学习和进步。
- **合作制定解决策略**。与学生一起制定策略来应对他们的强迫行为，而不是自行为学生制定。这会让他们更有控制感。
- **为情绪提供安全的出口**。当学生感到焦虑或不安时，为他们提供一个安静的地方，让他们可以安心地放松和冷静下来。
- **定期检查**。与学生定期进行一对一的沟通，了解他们的情况和需求，并根据需要进行相应的调整。
- **鼓励他们寻求帮助**。让学生知道，寻求帮助是一种勇敢的表现，不是弱点。
- **保持耐心**。理解并接受与患有强迫症的学生沟通可能需要更多的时间和耐心。每一步的进步都是宝贵的，不要轻易放弃。

这些策略不仅有助于建立与学生之间的信任关系，还可以帮助他们更好地应对日常的挑战，促进他们的学习和成长。

老师与学生的沟通示例

老师： 嗨，小明，我注意到你经常在调整书本的位置，似乎是希望它们与课桌完全对齐。你能和我分享一下你的感受吗？

小明： 老师，我知道我老是这样做可能有点奇怪，但每次我觉得书本不对齐时，我就感到很不舒服，心里很紧张。我知道这会影响我听课，但我真的很难控制自己。

老师： 小明，首先，我想告诉你，你没有做错任何事。每个人都有自己的习惯和感受，我想更多地了解你的这种感觉。你觉得这种感觉是最近才有的，还是从小就有？

小明： 从小学时我就有这种感觉，只是以前没有那么严重。但现在，我觉得这个问题越来越严重了。

老师： 谢谢你的坦诚分享，小明。我想知道，这种感觉是否只在学校出现，还是在家里或其他地方也有？

小明： 在家里也有，但在学校更明显，可能是因为有很多人在旁边看。

老师： 明白了。你和爸爸妈妈谈过这个问题吗？

小明： 我妈妈知道，但她以为我会随着时间自然好转。

老师： 我建议你与爸爸妈妈更深入地讨论这个问题，并探讨可能的解决方案。我想给予你更多的支持，并与你的爸爸妈妈合作，以确保你在学校有好的体验。你觉得如何？

小明： 我觉得这个主意很好，老师。我真的很想解决这个问题。

老师： 小明，谢谢你的信任。我会在这里支持你，并确保你得到所需的帮助。我们可以一起努力，让你在学校的时光更加舒适，学习更加高效。

老师与家长沟通的策略

● 开放与尊重。当与家长沟通时，始终保持开放和尊重的态度。避免对家长或学生进行任何假设或评判。

● 描述观察事实。当描述学生在学校的行为时，坚持陈述事实并避免使用带有主观色彩的词汇。例如："我观察到小明在课堂上经常调整书本，似乎要确保它们完全对齐。"

● 倾听家长的观点。给家长充足的机会分享他们的观察和担忧。他们可能已经注意到了一些行为，或者可能有其他的看法。

● 建议合作。强调家长和学校都是孩子成功的关键伙伴，建议共同合作，为学生提供最佳的支持。

● 提供资源与支持。如果可能，为家长提供有关强迫症的资料、工作坊或其他资源。同时介绍学校可以提供的支持，如心理医生、辅导员等。

● 制定共同策略。与家长讨论并制定一些策略，帮助学生在学校和家中应对强迫症。

● 保持沟通。与家长保持定期的沟通，共同关注学生的变化，并随时调整策略。

● 积极鼓励家长参与。鼓励家长参与学校的活动，如家长会、工作坊等，以增进他们对学校环境和支持的了解。

● 保护隐私。保护学生的隐私，只与有权知道的人分享相关信息，如其他教师、学校心理医生等。

● 寻求反馈。鼓励家长提供反馈，这不仅可以帮助改进策略，还可以增强家校的合作关系。

老师与家长的沟通示例

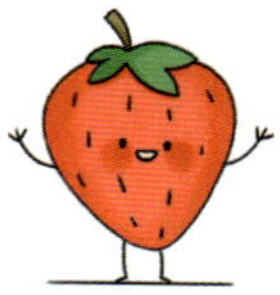

老师：你好，小明妈妈，谢谢你能抽空来学校。我想和你讨论一下小明在课堂上的一些行为，以及我们可以提供的支持。

小明妈妈：你好，老师。我也注意到了他在家的一些行为，但不太清楚学校里的情况，请多告诉我一些。

老师：在课堂上，我注意到小明经常调整他的书本，好像是要确保它们与课桌完全对齐。我和他聊过，他表示这种感觉已经存在了一段时间，并且似乎在加重。

小明妈妈：是的，我在家也注意到了。我以为他只是有点挑剔，但我也开始担心这是否超出了正常范围。

老师：我理解你的担忧，小明妈妈。我建议与学校的心理医生沟通，看看是否需要进行进一步的评估或提供其他形式的支持。

小明妈妈：我之前考虑过带他去看心理医生，但担心过于小题大做。你真的认为这是必要的吗？

老师：作为老师，我认为我们的首要任务是确保学生的健康成长和学习环境。而小明似乎因为这种行为而分心。向专家咨询并不意味着孩子一定有疾病，但它可以帮助我们更好地了解和支持小明。

小明妈妈：我明白了，老师。谢谢你的建议和关心。我们当然愿意与学校合作，来更好地支持孩子。

老师：谢谢你，小明妈妈。我们会努力确保小明在学校的体验是积极和有益的。如果你有任何疑虑或建议，请随时与我联系。

心理健康教学活动示例

课堂教学

了解强迫症

- 目标学科：心理健康
- 目标人群：小学生
- 活动内容：

1) 引入：老师介绍强迫症的概念，并给出一些示例。例如，学生可能会听到这样的话："你有没有过这样的经历，不得不一遍遍地检查门是否锁好、灯是否关掉了？"

2) 了解强迫症状：老师通过图片、表格等方式，向学生介绍强迫症的常见症状，如反复洗手、检查、计数等。

3) 感受强迫症：老师给学生分发一些易碎的玻璃瓶子，要求学生尝试将瓶子的盖子旋紧，然后问他们是否感觉到一股强烈的压力，是否会不停地检查瓶子的盖子是否盖紧了。

4) 探索策略：老师通过教育片、故事、讲解等方式，向学生介绍如何缓解强迫症的症状，并鼓励他们探索一些方法。

5) 总结：让学生自我总结和反思，分享他们学到的东西，同时老师也可以回答学生提出的问题和疑虑。

- 教学目标：

1) 让学生了解强迫症状和行为的基本概念。

2) 帮助学生认识到自己或周围人可能会面临强迫症的挑战，以便提前获得或提供必要的帮助。

3) 培养学生的同理心和支持意识，同时鼓励他们自我探索，学习如何缓解强迫症的症状。

此教学活动旨在提高学生对强迫症的认识和理解，帮助学生更好地了解这一常见心理障碍，并提高他们的同理心和支持意识。同时，让学生通过探索策略，了解如何缓解强迫症的症状，以便学生和他们身边的人在面临这种情况时，能够提前得到必要的帮助。

团体活动方案

我懂强迫症儿童

- 目标学科：心理健康
- 目标人群：小学生
- 活动内容：

1）引入：老师向学生介绍强迫症的概念，并分享一些强迫症儿童的真实故事。

2）小组讨论：将学生分成小组，每个小组都由有强迫症经历的儿童和其他同学组成。让有相关经历的儿童分享他们的体验和感受，同时让其他同学分享自己如何理解强迫症的。

3）角色扮演：老师组织角色扮演，让学生扮演强迫症儿童和他们的同学和老师，模拟强迫症儿童如何应对不安和焦虑。

4）探索策略：老师通过教育片、故事、讲解等方式，向学生介绍如何缓解强迫症的症状，并鼓励他们探索一些方法。

5）总结：让学生自我总结和反思，分享他们学到的东西，同时老师也可以回答学生提出的问题和疑虑。

● 教学目标：

1）让强迫症儿童得到关注和支持，以便提高他们的自尊和自信心。

2）帮助同学和老师理解强迫症儿童的特殊需求，以便更好地支持他们。

3）培养学生的同理心和支持意识，同时鼓励他们自我探索，学习如何缓解强迫症的症状。

此团体活动旨在让强迫症儿童得到关注和支持，同时帮助同学和老师更好地理解强迫症儿童的特殊需求，提高他们的同理心和支持意识。通过角色扮演和小组讨论，帮助学生更深入地了解强迫症，提高他们的认知水平和理解能力，让他们能够更好地支持和帮助强迫症儿童。同时，让学生通过探索策略，了解如何缓解强迫症。

学校中常见的精神心理障碍

学校生活中的学习和社交对孩子来说是一次重要的冒险。但对于某些孩子，他们可能面临的挑战不仅仅是课堂上的题目或与同伴的互动。精神心理障碍可能是这些孩子面临的隐形挑战，这不仅会影响他们的学习，还可能影响他们的日常生活和心理健康。以下是孩子可能在学校中表现出的精神心理障碍的简要描述。

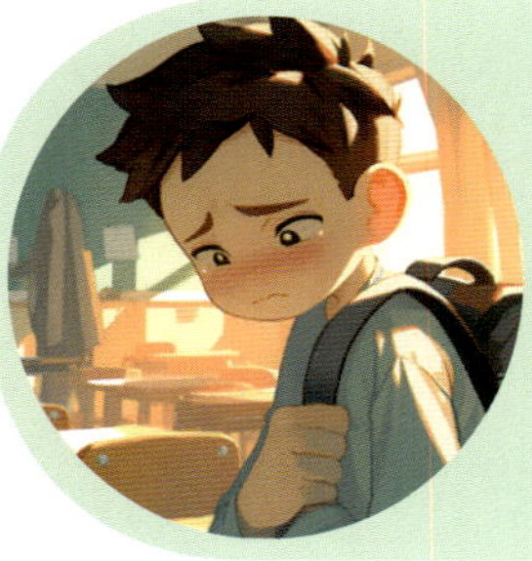

儿童强迫症

这些学生通常表现出强迫症状，如反复洗手、计数等行为。他们可能会过分关注细节，对于某些事情有强烈的坚持和执念，如保持书桌整洁、用特定的方式摆放物品等。

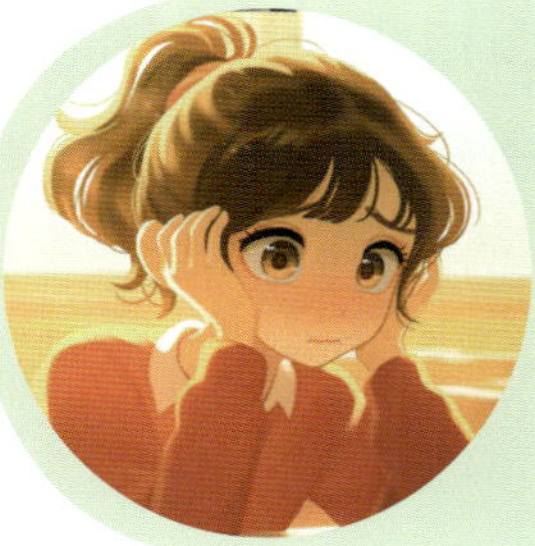

自闭症

这些学生可能在社交方面存在困难，如表情不协调、社交技巧差等。他们可能对同龄人缺乏兴趣，对于特定话题有强烈的兴趣，喜欢重复和坚持特定的行为模式。

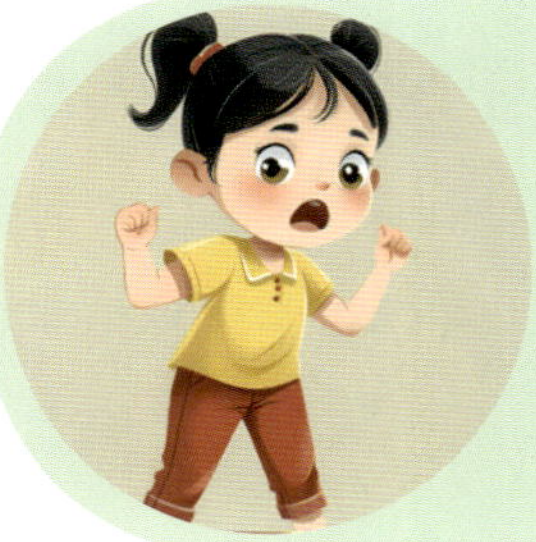

注意力缺陷多动障碍（ADHD）

注意力缺陷多动障碍俗称多动症。这些学生可能注意力不集中，难以控制自己的行为，表现出多动症状，如经常踢腿、手舞足蹈、发出噪声等。

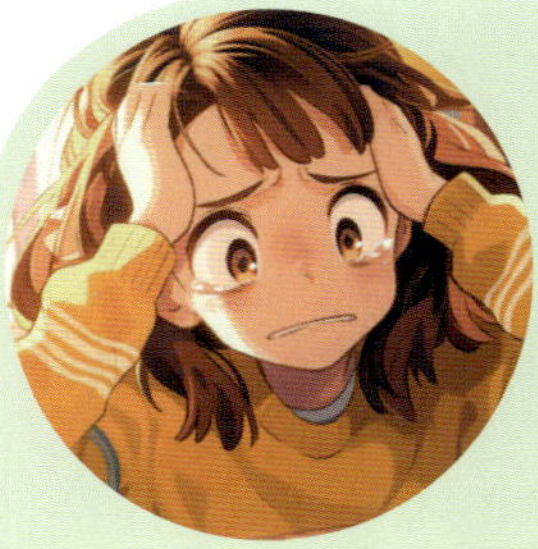

焦虑障碍

患有焦虑障碍的学生常常感到紧张、恐惧和担忧，影响生活和学习。他们可能会回避一些社交场合或在考试中发挥失常。在学校里，老师可以通过以下表现来辨别可能患有焦虑障碍的儿童：①经常担心和害怕，尤其是与新环境、人际交往和表现相关的情境；②显得疑虑和紧张，经常表现出不安和烦躁的情绪；③对事情过度担心，难以放下，即使是小事情也会变得异常紧张。

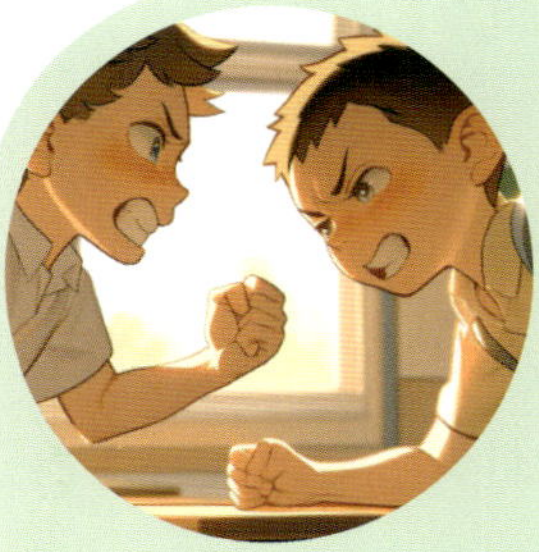

品行障碍

品行障碍指一组与行为和情感相关的症状和病理特征，包括攻击和违法行为。在学校里，这些学生可能会有以下表现：①经常与他人发生冲突和争吵，经常打架或斗殴；②经常违反规则和法律，如偷东西、欺骗、抽烟、喝酒等；③对别人的权利和感受缺乏尊重，经常表现出欺凌和威胁他人的行为。

教师的手册

举例来说，一个孩子可能经常反复检查他的书包拉链是否拉好，如果这种行为极其频繁，且与日常生活没有必然的联系，可能是强迫症的迹象；如果孩子在社交场合中表现得极其内向，并缺乏常见的表情反应，可能是自闭症的迹象；如果孩子不能集中注意力，表现出多动症状，可能是ADHD的迹象；如果孩子无端且频繁地感到不安和害怕，可能是焦虑障碍的迹象；如果孩子频繁作出攻击性和反社会行为，可能是品行障碍的迹象。

对于教育工作者来说，能够识别这些症状并及时与家长沟通、推荐专业医疗机构等，可以为这些孩子提供更好的支持。但同样重要的是，老师需要注意尊重孩子的个人隐私和保护孩子的权益，确保他们在学校中得到公平对待，不受歧视。

医疗机构的作用

在面对强迫症时，医疗机构如同拥有多种“魔法道具”的“百宝箱”，为孩子、家长和老师提供多元、专业的支持。这里不仅有专业的医生和心理治疗师，还有护士、康复治疗师、药剂师等多领域的专家——就像一支训练有素的“冒险队伍”，共同帮助孩子走出困境。

- **多学科“团战”，定制专属方案**

医疗机构里，儿科精神科医生、临床心理学家和康复治疗师会联合评估孩子的情况：他们会通过观察、对话和问卷，尝试了解孩子内心的烦恼在哪里。接着，这些专家像工匠一样，为孩子量身定制一套专属的治疗方案。

这份方案可能包括低剂量、相对安全的药物，让孩子紧张不安的思绪慢慢松绑；也可能加入认知行为疗法，让孩子学会用更加灵活的眼光看待自己的不安；还可能通过正念训练和放松训练，让孩子学会给内心“降温”。这种综合治疗就像是为孩子打造一把“心理钥匙”，帮助他们打开紧闭的心门。

● 教育与培训给家长和老师提供“说明书”

医疗机构不仅给孩子提供治疗，也在为家长和老师提供理解和应对强迫症的“说明书”。通过定期举办的科普讲座、家长工作坊和教师培训班，医疗专业人员会用浅显易懂的语言，帮助大家了解强迫症的特征和应对策略。家长和老师可以在这里学到具体而实用的技巧，例如如何陪孩子一起记录和对抗烦恼的念头，或是如何在课堂中用温和的语言鼓励孩子面对困难。这些培训如同赠予父母和教师一个“支援工具箱”，让他们在日常生活与教育现场中更有信心和方法去帮助孩子。

● 持续跟踪与关怀

医疗机构常常会建议家长定期带孩子复诊，并通过电话、网络平台给予持续关注。这种长期的追踪，就像一条温柔而有韧性的安全绳，陪伴孩子走过从症状减轻到稳步康复的路途。在这个过程中，专家们会根据孩子的成长节奏不断微调治疗方案，确保孩子的心理“温室”始终维持良好的光照和水分。

在强迫症的治疗与支持体系中，医疗机构不仅是医疗资源的核心提供者，更是连接家庭、学校和社会力量的关键纽带。除了基础的药物治疗、心理评估和心理治疗，医疗机构往往能够从多学科合作的角度为患儿及其相关支持者提供定制化的帮扶，为家庭和学校构建坚实的后盾，让每一个孩子都有机会在科学与温情的双重支持下重新绽放笑容。

“家校医社”同行，共同助力

在帮助孩子走出强迫症的道路上，家庭、学校和医疗机构是基本的“支撑架构”，但还有一股不可忽视的力量——社会。社会就像一片广阔的森林，为孩子提供多元资源和生机勃勃的成长环境。当“家校医”三方形成坚固的基石后，社会的加入更像为这座“魔法桥梁”增添了多彩的花朵与清新的绿叶。

● 社区资源——温暖的“补给站”

社区是离孩子们最近的“生活后花园”。社区心理健康服务中心、青少年活动场馆、公益组织的亲子成长营等，都能为孩子和家庭提供更多的帮扶。例如，社区可以举办“亲子心理沙龙”或“心灵绘本阅读会”，让家长彼此交流，为孩子创造游戏式的情绪释放空间。这样，孩子和父母不再孤军奋战，而是在邻里间找到志同道合的伙伴，从中获得理解和鼓励。

● 政策与公共宣传——让支持普及化

地方教育部门、卫生部门及媒体平台可以合作展开强迫症科普宣传。通过校园广播、动画视频、科普小册子和线上讲座，社会各界帮助更多人正确认识强迫症，并了解何时该寻求帮助。这些努力就像在空气中播撒理解与包容的种子，让更多家庭和学校更早辨识孩子可能正在面对的心理困扰，并及时寻求专业帮助。

● 公益与互助平台——加固支持网络

一些社会企业、公益基金会会设立心理援助项目，为经济困难或偏远地区的孩子提供心理咨询费用减免、上门心理辅导或线上专家咨询。这如同一条跨越时空的绳索，将资源输送到每个角落，让有需要的孩子不再因为地理条件或经济困难而错失获得帮助的机会。

通过社会的多方参与，孩子的支持网络更加丰满、灵活。从家庭的基本陪伴，到学校的教育引导，再到医疗机构的专业治疗与调整，最后扩展到社区活动、政策支持和公益参与，各方协手，形成了一个有温度、有深度的支持生态。正是在这样的“家校医社”良性循环中，孩子不再惧怕内心的焦虑怪兽，而是能够自在地在这片充满理解和爱护的土壤中茁壮成长。

第四部分

强迫症的“左亲右邻”

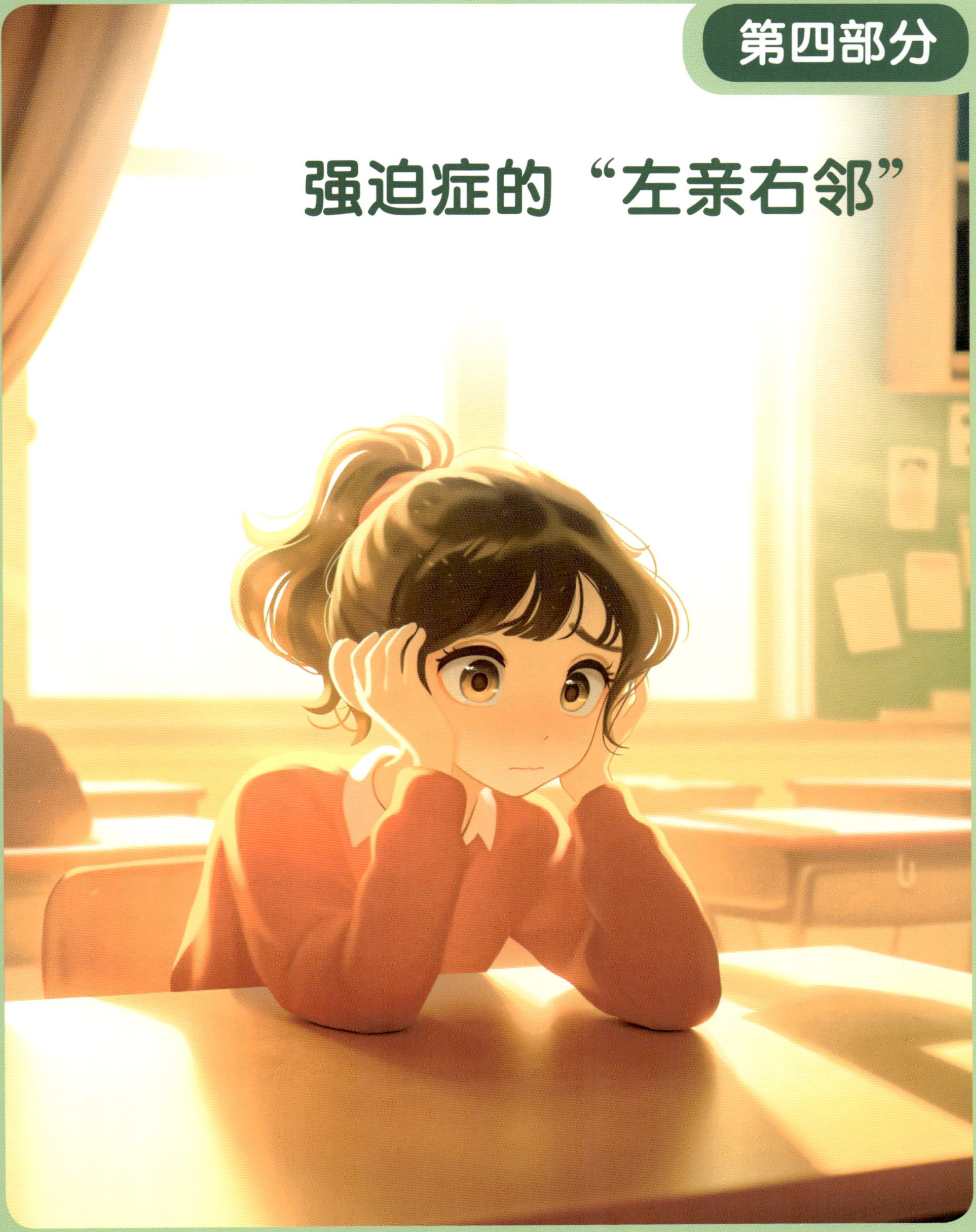

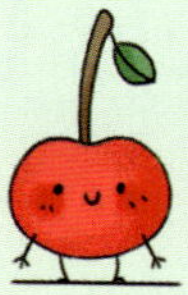

当我们深入探讨强迫症时，我们会发现这个疾病并不孤单。就像一个生活在繁忙社区的居民，强迫症周围也住着其他的“邻居”——那些可能与其有些相似，但又各有特色的心理障碍。而这些“邻居”，有时会和强迫症一同造访我们的孩子，给他们的生活带来更多的挑战。

我们都知道，每一个邻居都有自己的故事和特质。强迫症的“邻居”也不例外。它们与强迫症有相似之处，但也有自己的独特之处。这些“邻居”包括：躯体变形障碍、拔毛癖、皮肤搔抓障碍、囤积障碍等。虽然它们在一些方面与强迫症相似，但在临床特征和治疗方法上都有所不同。

本部分将为你揭开强迫症的“邻居们”的神秘面纱，使你更好地理解并帮助那些正在与这些心理障碍做斗争的孩子。

DSM-5 小百科

大家好！本书基于DSM-5，也就是《精神障碍诊断与统计手册（第五版）》，进行编写，它就像精神医学的“百科全书”。最新版本的DSM-5对许多疾病进行了新的分类，都是基于前沿的科学研究哦！

在此，我们来聊聊其中一个有趣的分类，即强迫及相关障碍。为什么这些障碍会被归为一类呢？看看它们的相似点。

- **强迫行为相似**

想象一下，你走出家门但不停地怀疑炉子是否关掉了，于是返回检查了一遍又一遍。或者，你有强烈的冲动去挤压皮肤上的每一个小瑕疵。是的，这些都属于强迫及相关障碍的范畴。在这些情况下，人们都有一种强烈的、几乎无法抗拒的冲动去做某事，通常是为了减轻内心的不安或紧张。

● **神经结构相似**

科学家发现，患有这类障碍的人在大脑的某些区域，特别是前额叶和基底节，表现出类似的活动或结构异常。这就好像他们的大脑都连接到了一个相同的“电台频道”，导致类似的问题。

● **适用药物相似**

很有趣的是，针对这一系列障碍的治疗方法也有很多共同点。例如，选择性 5-羟色胺再摄取抑制剂（SSRI）等抗抑郁药，在许多不同的强迫及相关障碍治疗中都显示出良好的效果。

● **家庭基因相似**

遗传因素也不能忽视。如果你的家族中有人患有这类障碍，那么你也有更高的概率患上相同的障碍。这就像是一个家族“遗传包裹”，里面可能混合着多种强迫及相关障碍的倾向。

● **发作模式和风险因素相似**

在生活的不同阶段，这些障碍往往有相似的发作模式和风险因素。也就是说，它们的“人生过山车”轨迹有很多相似之处。将过山车的体验与强迫及相关障碍相比较，某些生活事件，如压力增加、经历创伤或其他重大变故，可能导致这些障碍的症状恶化，就像过山车的高速下坠。而在某些平静的日子或在得到适当的治疗后，症状可能会得到缓解，这就像过山车驶过最高点后逐渐平稳的部分。这种在特定生活阶段或事件中的高低起伏是这些障碍的共同特点。

所以，虽然每种障碍都有它的特色，但因为它们在这些方面的相似性，所以都被列在了同一个大家族里！这样的分类其实对研究和治疗都很有帮助哦！

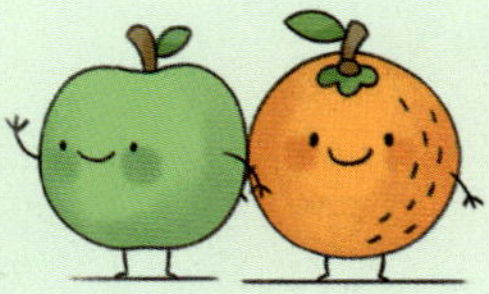

躯体变形障碍

在大多数人眼里，镜子只是一个反射你外貌的平面，但对于患有躯体变形障碍的人来说，它却像是一个弯曲、变形的“魔镜”。这种障碍会让人过度关注自己在外貌上的某一个或多个“缺陷”，即使这些“缺陷”实际上几乎不被别人注意。这不仅会让人失去自信，还可能影响到学习、工作和社交活动。

想象一下，每天这面魔镜都会放大你身上的每一个小“瑕疵”。这就是躯体变形障碍（body dysmorphic disorder，BDD）的感觉——对自己身体某一部分的过度关注和不满意。但要知道，这不是一个关于“虚荣”的问题。这是一个深刻的心理障碍，它可能会影响到日常生活、学习和人际交往。

好消息是，躯体变形障碍是可以治疗的，通过心理治疗、药物治疗和家人的支持，许多人都能够恢复正常生活，并重新找回自信。

案例故事

“特大号”小瑕疵

萌萌是一位11岁的女孩，她很喜欢关注自己的外貌，每天都要花费大量的时间来打扮自己，但她总是觉得自己不够漂亮，有时候还会哭泣。萌萌总是抱怨自己的脸太大、鼻子太塌、眼睛太小，甚至还认为自己的头发不够柔顺、不够亮丽，即使别人说她很漂亮，她还是会认为自己很丑。

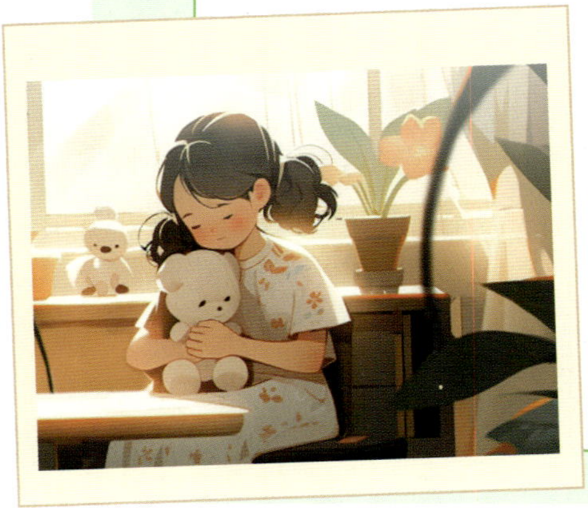

萌萌的这种不自信情绪持续了几个月，开始影响到她的日常生活。她开始讨厌出门，总

是用围巾或帽子掩盖自己的脸，回避与其他孩子的交往，变得孤僻而沉默。她总是抱怨自己的容貌，不愿意看到自己的照片或者与家人合照。

经过医生的诊断，萌萌被确诊为躯体变形障碍，她需要接受心理治疗和药物治疗来缓解她的症状。在治疗的过程中，萌萌逐渐学会了接受自己的外貌，并且开始寻找自己的内在价值。在治疗帮助下，萌萌逐渐恢复了正常的社交和学习生活。

案例故事

与不对称的下颚对决

依林是一个充满活力的初中生。然而，她每天都在镜子前花很长时间检查自己的下颚，担心它不对称，这让她倍感困扰。在她眼里，她总是看到左右两侧的下颚有些许的不同，仿佛这微小的不对称成了她生活中无法忽视的巨大阴影。

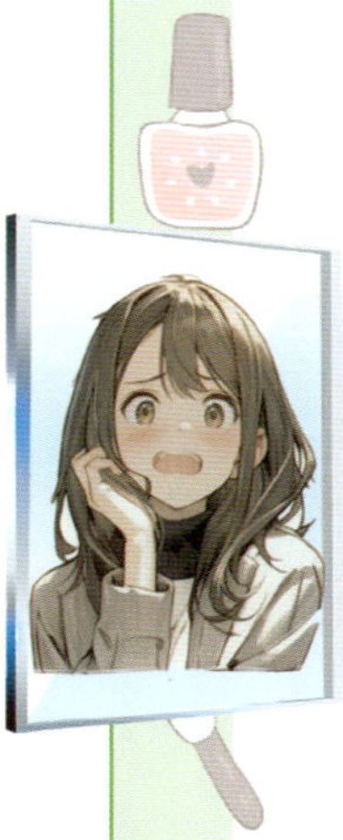

为了追求外貌上的完美，依林甚至尝试了多次医美手术。每次手术后，当她怀抱希望地站在镜子前时，都会发现仍不满足的细节。于是，她逐渐回避社交，不愿意与同学交往，生怕他们注意到她的下颚。

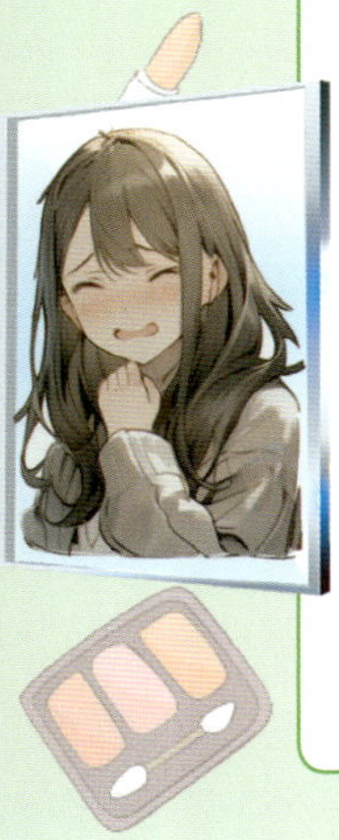

看到依林的行为和情绪变得越来越消极，她的父母决定寻求专业的帮助。经过诊断，依林被确诊为患有躯体变形障碍。心理医生与依林展开了深入的沟通，帮助她认识到真正的美丽并不完全取决于外貌。

随着时间的流逝，在医生和家人的支持下，她逐渐重回社交圈，与同学们建立起了紧密的友谊。在治疗的过程中，依林渐渐学会了如何面对自己的不完美和缺陷，接受自己的独特之处。她也开始逐渐摆脱对下颚的过度关注和扭曲认知，开始更加自然地与人交流和互动。

拔毛癖

说起小习惯，你可能会想到咬指甲、转笔或者踢腿，但你听说过习惯拔自己的毛发的人吗？拔毛这种小习惯如果变得不能自控，有可能会发展成一种真正的精神心理障碍——拔毛癖（trichotillomania）。

患有拔毛癖的人，经常会不自觉地拔掉自己的头发、眉毛甚至睫毛！看起来，这有点像我们平时习惯性转笔的行为，但不同的是，拔毛癖并不是一个人的“小习惯”或“任性行为”，而是由于压力、焦虑或其他情绪因素引起的精神心理障碍。所以，如果你看到有人异常频繁地拔自己的头发，他们可能并不是在“修饰发型”，而是处在拔毛癖的困境中。

案例故事

消失的头发

壮壮是一个 8 岁的男孩，他很喜欢自己的头发，但却经常忍不住拔自己的头发。每当他感到无聊、紧张或者不安时，他就会拔自己的头发。壮壮的头上开始出现了不少“空地”。有一次，妈妈帮他梳理头发时，发现了这些光秃秃的地方，露出担忧的表情。为了孩子的健康，她带壮壮去了医院。

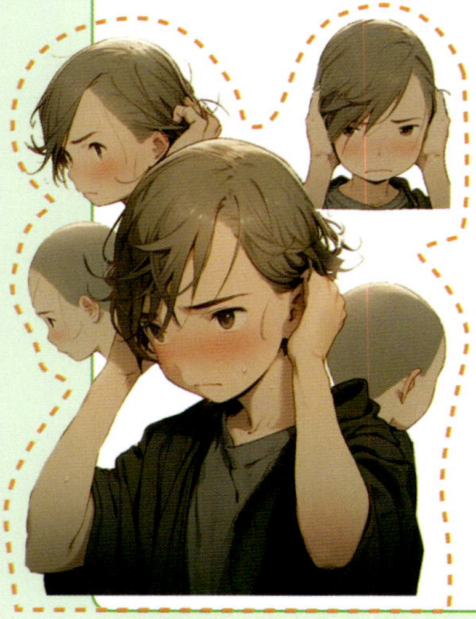

医生询问了一些情况后，告诉壮壮和妈妈，这其实是一种叫作“拔毛癖”的障碍。而这背后可能隐藏着一些情绪问题。为了帮助壮壮，医生和妈妈制订了一个“防拔毛”计划，转移他的注意力，让壮壮的日子变得更加丰富多彩。妈妈还鼓励他培养其他的爱好，如画画、玩乐高，或是学习一种乐器。

最终，经过医生、家长和壮壮本人的共同努力，他成功地控制了拔毛行为，头发也逐渐长回来了。

案例故事

肚子里的腿毛

小芸是一个 10 岁的活泼小女孩，经常参加学校的各种活动，她有一个独特的爱好——跳舞。每次舞台演出，她总是最亮眼的那颗星。但是，小芸有一个深藏不露的秘密，那就是她的拔毛癖。

跟总是拔头发的孩子不同，小芸总是拔自己的腿毛。每当她感到紧张或焦虑，她都会不自觉地开始拔腿毛，这让她感觉得到了些许舒缓。但是，拔完之后，那些毛发怎么办呢？小芸不敢随便扔，担心别人会发现她的秘密。于是，她选择了一个她认为“安全”的方法：吞下去。

随着时间的推移，这些毛发在小芸的肚子里积累起来，造成了肠梗阻。一次，当她正在学校舞蹈室练习舞蹈时，突然疼痛难忍，同学们急忙将她送到了医院。经过检查，医生发现了小芸肠道里的毛发团，立马为她做了手术。小芸的父母震惊得无法说话，他们从未发现小芸的这个秘密。手术成功后，医生建议小芸及其家长寻求心理咨询，帮助她面对和处理拔毛癖。经过治疗，小芸逐渐认识到她的行为是一种心理障碍，并学会了其他更健康的方式来应对焦虑和压力，如深呼吸、冥想和写日记。

如今，小芸已经不再拔腿毛了。更重要的是，她学会了如何处理自己的情感，变得更加坚强和自信。她的父母和老师也更加关心和理解她，给予她更多的支持和鼓励。

皮肤搔抓障碍

你是否曾经因为一个小小的蚊子包而不断地挠，直到它变成一个红红的印子？大多数人都有过这样的经历，但是想象一下，如果这种强烈的搔抓欲望持续了好几个月，甚至是数年呢？这就是患有皮肤搔抓障碍（excoriation disorder）的人面临的困境。他们可能随时随地开始搔抓皮肤，也可能在任何时间突然停止。有时候他们只是轻轻地挠一下，但有时却可能挠得非常剧烈，直到出现明显的伤口。

这个病症并不是因为患者的皮肤真的很痒。相反，他们的大脑给了他们一个错误的信号，使他们感觉到搔抓可以带来暂时的舒适。但事实上，这只会导致更多的疼痛和伤口。

虽然治疗皮肤搔抓障碍可能需要时间，但关键是要认识到这个问题并寻求帮助。通过药物治疗结合心理治疗和家庭支持，很多人都能有效地控制这种疾病。

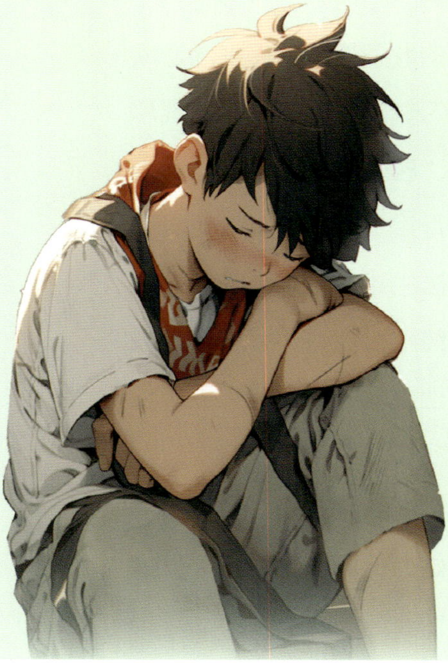

所以，下次当你看到有人不停地搔抓自己，不要认为他们只是不自律或者古怪。他们可能正和皮肤搔抓障碍作斗争。对于他们来说，最重要的是理解和支持，而不是指责和误解。

案例故事

艾丽的“星星痕迹”

艾丽是个 14 岁活泼好动的女孩，但她有一个大家都不知道的秘密——她的皮肤上布满了星星般的疤痕和伤口。这些“星星痕迹”其实是由于她无法控制地搔抓自己造成的。每当感到压力或焦虑，她就不由自主地挠自己，直到皮肤红肿，甚至流血。

虽然她尝试用衣服遮挡，但这并不能掩饰她内心的痛苦。每次搔抓后，她都深感羞愧和内疚。这不仅影响了她的日常生活，也影响了她与同龄人的交往。

艾丽的家人发现后，及时带她去找精神心理医生。经过诊断，她患有皮肤搔抓障碍。在家人的支持和医生的指导下，艾丽渐渐控制了搔抓的冲动，她的“星星痕迹”也逐渐变淡。现在，她更乐观、更自信，再也不用担心“星星痕迹”成为她生活的阴影。

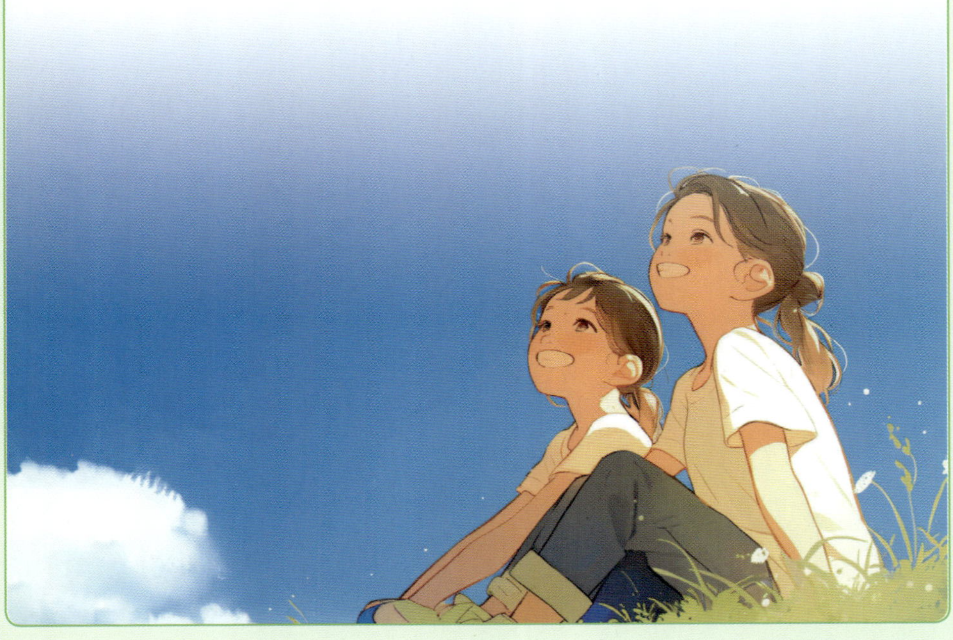

囤积障碍

你们有没有在电影里看过，有些人的家里到处都是东西，甚至可能堆得像小山那么高？他们觉得每件东西都特别宝贵，哪怕这个东西对其他人来说已经没有什么用处了。这可能就是囤积障碍（hoarding disorder）的表现。简单来说，囤积障碍就是舍不得扔东西，感觉每样东西都有特别的意义。但不要误会，它并不是收藏爱好，而是一种让人真的很难舍弃东西的心理状态。

如果你有这样的困惑，不要担心，我们会在这里帮助你。记住，真正的回忆，不是藏在物品中，而是在我们温暖的心里。

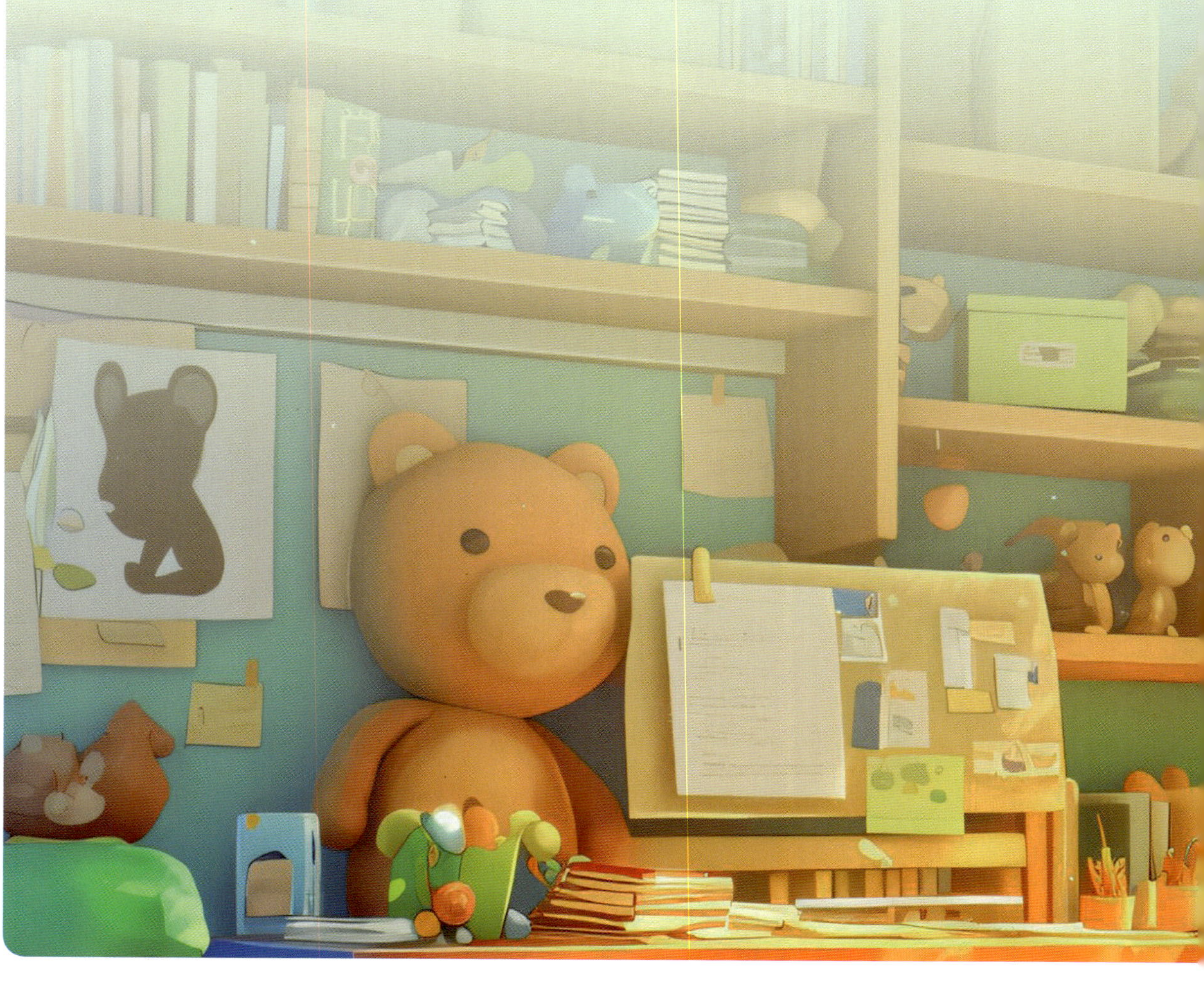

案例故事

小悦的“宝物山”

小悦是一个 12 岁的活泼女孩，眼睛明亮，笑声清脆。在学校里，她的成绩总是名列前茅。但她的同学们都觉得有些奇怪，因为她从未邀请过任何人来家里玩。即使是她的“死党”玲玲，也从未去过小悦的家。

小悦家的情况其实是这样的：她的房间里堆满了各种各样的“宝物”。旧的玩具、破烂的笔记本、无数的彩纸片、坏掉的文具……几乎每一件物品，小悦都有自己的理由留存。例如，那支已经不能写字的笔，是她第一次获得学期第一名时用的；那个破旧的小熊，是她 3 岁时的生日礼物。

玲玲有次偶然得知了这个秘密。她劝说小悦：“这些东西堆得这么多，你的房间都快装不下了，我们要不要一起来整理一下？”但小悦每当要丢弃某样物品时，似乎都感到特别心疼，总是找出各种理由要留着它。

小悦的妈妈看到这种情况，决定带她去看心理医生。经过咨询，医生诊断小悦有“囤积障碍”。这是一种无法舍弃物品的心理障碍，患者总是觉得每样东西都有它的价值，即使是一些对其他人来说毫无意义的东西。

为了帮助小悦，医生建议她和妈妈参加认知行为疗法，学习如何对待这些“宝物”，并逐渐克服舍不得丢弃物品的冲动。经过一段时间的治疗，小悦开始学会了如何评价物品的真正价值，她的房间也变得越来越整洁。

参考文献

[1] 世界卫生组织. ICD-11 精神、行为与神经发育障碍临床描述与诊断指南 [M]. 王振，黄晶晶，主译. 北京：人民卫生出版社，2023.

[2] 罗森博格. 儿童及青少年强迫症的流行病学、发病机制、临床表现、病程、评估和诊断 [EB/OL].（2023-09-01）[2024-11-11]. https://www.uptodate. com/contents/zh-Hans/obsessive-compulsive-disorder-in-children-and-adolescents-epidemiology-pathogenesis-clinical-manifestations-course-assessment-and-diagnosis#.

[3] 中华医学会精神医学分会《中国强迫症防治指南》编写组. 中国强迫症防治指南 2016（精编版）[J]. 中华精神科杂志，2016，49（6）: 353-366.

[4] National Alliance on Mental Illness. Obsessive-Compulsive Disorder[EB/OL]. (2023-09-18)[2024-11-11]. https://www. nami. org/about-mental-illness/mental-health-conditions/obsessive-compulsive-disorder/.

[5] World Health Organization. Mental health of adolescents[EB/OL]. (2024-10-10)[2025-04-30]. https://www.who.int/news-room/fact-sheets/detail/adolescent-mental-health#:~:text=Emotional%20disorders%20are%20common%20among,and%20unexpected%20changes%20in%20mood.

[6] American Psychiatric Association. Diagnostic and statistical manual of mental disorders[M]. 5th ed. Washington，DC: American Psychiatric Publishing，2013.

[7] World Health Organization. Mental health of adolescents[EB/OL]. (2024-10-10)[2025-04-30]. https://www.who.int/news-room/fact-sheets/detail/adolescent-mental-health#:~:text=Emotional%20disorders%20are%20common%20among,and%20unexpected%20changes%20in%20mood.

术语解析

强迫症相关疾病分类

强迫症（obsessive-compulsive disorder，OCD）：持续、固定、难以控制的思维（强迫思维）以及重复、刻板的行为或心理活动（强迫行为）。

躯体变形障碍（body dysmorphic disorder）：过度、持续地担忧身体某部分或整体外貌的缺陷，即使客观上不存在缺陷或缺陷很小。

囤积障碍（hoarding disorder）：持续地难以舍弃或分离物品，不论其真实价值大小，导致居住或工作环境被物品充斥。

拔毛癖（trichotillomania）：反复地、不能克制地拔除自己的毛发，往往导致明显的脱发或秃斑现象。

皮肤搔抓障碍 （excoriation disorder）：反复地抠抓自己的皮肤，造成皮肤损伤或留下伤痕。

与强迫症可能相关的神经递质

血清素（serotonin）：主要与情绪调节、睡眠、食欲和疼痛感知等功能相关。研究表明，强迫症患者的血清素功能可能出现异常。

多巴胺（dopamine）：主要与愉悦、奖励、注意力和运动等功能相关。研究提示，强迫症患者的多巴胺功能可能存在变异。

去甲肾上腺素（norepinephrine）：主要与警觉性、应激反应、心率和血压调节等功能有关。尽管与强迫症的直接关系不多，但可能与强迫症的某些共病症状或障碍有关。

γ- 氨基丁酸（GABA）：作为大脑中的主要抑制性神经递质，与调节神经活动和抑制过度兴奋有关。某些研究认为，GABA 可能在强迫症的某些方面中起作用。

谷氨酸（glutamate）：作为大脑中的主要兴奋性神经递质，主要与神经信号传输和认知功能相关。近期研究表明，谷氨酸可能与强迫症的病因机制相关。

附 录

相关量表

以下量表可以帮助心理健康专家、教育工作者和家长更好地了解儿童的强迫症症状和它们对儿童日常生活的影响。使用这些量表时，建议与专业人员合作，以确保得出准确的结论和提供适当的支持。

- **儿童版耶鲁－布朗强迫量表（Children' s Yale-Brown Obsessive Compulsive Scale，CY-BOCS）**

这是评估儿童和青少年强迫症症状的最常用量表。它可以帮助评估强迫症症状的严重性和类型。

- **儿童强迫症影响量表（Children' s Obsessive-Compulsive Impact Scale，COIS）**

这是一个由父母和儿童共同完成的量表，用于评估强迫症对儿童日常生活的影响。

- **儿童版强迫症诊断量表（Obsessive-Compulsive Inventory-Child Version，OCI-CV）**

这是一个自评量表，可以帮助评估儿童的强迫症症状的种类和严重性。

- **儿童行为量表（Child Behavior Checklist，CBCL）**

虽然这不是一个专门用于强迫症的量表，但它包括了一系列与心理健康有关的问题，可以帮助评估儿童的整体心理健康，包括可能与强迫症相关的问题。

相关图书

以下推荐的书籍提供了深入了解强迫症的知识，非常适合强迫症患者、家属及心理专业人员。每本书从不同的角度深入浅出地介绍了这一疾病及其治疗方法。

1. 《强迫症及其亚型的认知行为治疗》（原著第二版）

作者：戴维 ·A. 克拉克著；孟祭强、王鹏翀、罗佳等译

出版社：中国轻工业出版社

出版时间：2022 年

简介：深入讲解了认知行为疗法在强迫症及其亚型的理解和治疗上的应用，综合性地论述了强迫症的理论、研究和治疗方法。

2. 《自由的你：体悟疗法与强迫症干预》

作者：东振明

出版社：知识产权出版社

出版时间：2021 年

简介：系统介绍了体悟疗法在强迫症治疗中的应用和实操经验总结。为强迫症患者、轻度强迫患者、心理咨询师、心理治疗师及其家属提供了战胜强迫症的宝贵参考。

3. 《克服强迫症：认知行为自助手册》

作者：戴维 · 维尔、罗布 · 威尔森著；韩笑译

出版社：上海社会科学院出版社

出版时间：2020 年

简介：引导读者了解如何打破强迫循环，减轻侵入性思维或冲动带来的痛苦，以及如何逐步克服强迫行为。

4. 《脑锁：如何摆脱强迫症（修订版）》

作者： Jeffrey M. Schwartz、Beverly Beyette 著；茗茗译

出版社：中国轻工业出版社

出版时间：2019 年

简介：该书中心思想是通过自我引导的行为疗法，强迫症患者能实际上改变大脑结构，进而有效地治疗强迫症。

5. 《强迫症：你和你家人需要知道的》（第 3 版）

作者：布鲁斯 · 海曼、切莉 · 佩德瑞克著；陈晓莉、容怡译

出版社：重庆大学出版社

出版时间：2022 年

简介：该书设计了一个行之有效、自我指导认知行为的康复计划，作者之一切莉 · 佩德瑞克就是强迫症患者，她用自身的经历告诉大家，摆脱强迫症的困扰、过上幸福生活不是梦想。

6. 《摆脱强迫的人生（修订版）》

作者：孟刚、孟瑶

出版社：知识产权出版社

出版时间：2024 年

简介：知名强迫症专家孟刚老师的人生系列图书向读者展示了一个鲜为人知、令人匪夷所思的世界，他在强迫恐惧的牢狱中摸索了 20 年，自救成功之后又助人无数，为我们开辟了一条通往幸福人生的密径。

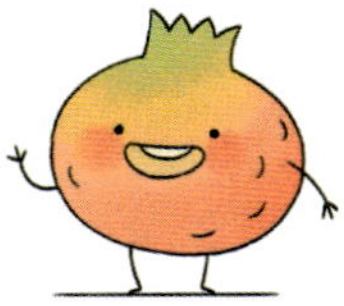

常见的强迫症治疗方法

药物治疗

选择性 5- 羟色胺再摄取抑制剂（selective serotonin reuptake inhibitor, SSRI）类药物

作用：主要用于调节大脑中的“快乐分子”血清素。

常见药物：氟西汀（fluoxetine）、氟伏沙明（fluvoxamine）、舍曲林（sertraline）、艾司西酞普兰（escitalopram）等。

特点：这些是医生治疗强迫症的首选药物。

三环类抗抑郁药（tricyclic antidepressants）

作用：一般用于治疗抑郁症，但对某些强迫症患者也有效。

常见药物：氯米帕明（clomipramine）。

特点：这是唯一获得美国食品药品监督管理局（FDA）批准用于治疗强迫症的三环类抗抑郁药。

二代抗精神病药物（atypical antipsychotics）

作用：用于特殊情况，例如当 SSRIs 和三环类抗抑郁药无效时。

常见药物：利培酮（risperidone）、喹硫平（quetiapine）、奥氮平（olanzapine）。

特点：在某些情况下，例如当强迫症症状与其他严重的心理障碍共存，或当上述药物治疗无效时，可能会使用这些药物。

苯二氮䓬类药物 （benzodiazepines）

作用：短期使用以帮助缓解极度的焦虑。

常见药物：劳拉西泮（lorazepam）、阿普唑仑（alprazolam）。

特点：长期使用这类药物会造成成瘾和依赖，并不直接治疗强迫症的核心症状。

注意：药物能够帮助缓解症状，但心理治疗，尤其是认知行为疗法（CBT），通常被认为是更全面的解决方案。

非药物治疗

暴露反应预防（exposure and response prevention，ERP）

这种疗法让你面对恐惧并阻止你做出强迫行为，通过反复练习减少恐惧引发的焦虑。

认知行为疗法（cognitive behavioral therapy，CBT）

这种方法通过改变不良的思维模式和行为来改善情绪和应对问题。

接受与承诺疗法（acceptance and commitment therapy，ACT）

这种方法帮助人们接受他们的感受，而不是试图改变它们。

家庭疗法（family therapy）

这种疗法帮助家庭成员理解和支持强迫症患者。

团体治疗（group therapy）

在团体环境中，强迫症患者可以相互支持并分享他们的经验。

神经调节技术

如脑深部电刺激（deep brain stimulation, DBS）和经颅磁刺激（transcranial magnetic stimulation, TMS）。这些方法仍在研究中，主要用于药物治疗和其他方法无效的严重强迫症。

注意：不同的患者可能对不同的治疗方法反应不同。最好的方法通常是一个个性化的综合治疗计划，结合药物和心理治疗来最大限度地减轻症状并提高生活质量。

放松技巧

放松技巧可以帮助强迫症患者更好地应对焦虑和应激。以下是一些建议尝试的放松技巧。

深呼吸（deep breathing）

通过缓慢、深入地呼吸，可以帮助减轻紧张和焦虑。集中注意力于呼吸，并逐渐增加呼吸的深度和持续时间。

冥想（meditation）

通过冥想，可以帮助清晰思维、放松身体并增强自我意识。你可以选择跟随冥想指南或使用冥想应用程序。

渐进式肌肉放松（progressive muscle relaxation，PMR）

通过逐渐紧张和放松不同的肌肉群，可以学习识别和释放身体紧张。

身体扫描放松（body scan relaxation）

从头到脚逐步注意身体的各个部分，意识到并放松紧张或不适的地方。

指导性想象（guided imagery）

通过想象一个宁静、和平的场所，可以帮助减轻压力和焦虑。可以使用录音或应用程序来指导此过程。

自主神经训练（autogenic training）

一种自我催眠技巧，通过重复特定的词语或建议来放松和平静。

音乐和声音疗法（music and sound therapy）

听放松的音乐或声音（如自然的声音或冥想音乐）可以帮助减轻焦虑和放松。

注意：为了最大限度地发挥放松技巧的效果，建议定期实践并结合不同的方法。选择哪种技巧最有助于放松和减轻焦虑可能因人而异，因此可能需要尝试多种技巧才能找到最适合自己的方法。